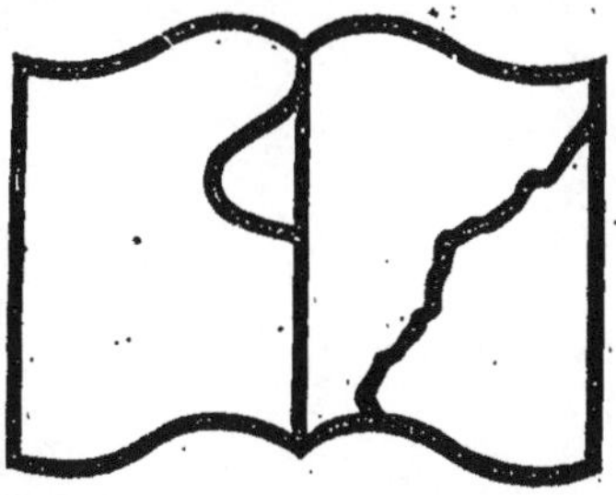

Texte détérioré — reliure défectueuse
NF Z 43-120-11

VALABLE POUR TOUT OU PARTIE DU DOCUMENT REPRODUIT

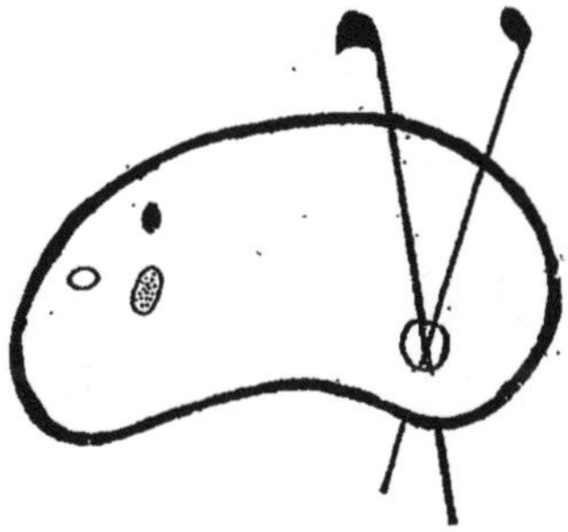

DEBUT D'UNE SERIE DE DOCUMENTS EN COULEUR

Dr EDMOND DUPOUY

LA ROSTITUTION DANS L'ANTIQUITÉ

ÉTUDE D'HYGIÈNE SOCIALE

> Tout ce qui regarde les mœurs et les coutumes des peuples en fait connaître le génie et le caractère ; c'est ce qu'on peut appeler l'âme de l'histoire.
>
> ROLLIN.

PARIS
LIBRAIRIE MEURILLON, 16, RUE SERPENTE

1887

(TOUS DROITS RÉSERVÉS)

ON TROUVE A LA MÊME LIBRAIRIE

ACTON. — Fonctions et désordres des organes de la génération chez l'enfant, le jeune homme, l'adulte et le vieillard. In-8° ... 6 fr.

BARRAL (G.). — Missel de l'amour sentimental. Un joli volume elzévirien. In-32 ... 5 fr.

COUTAGNE (H.). — Notes sur la sodomie. Br. in-8° ... 1 50

DARTIGUES (P.). — De la procréation volontaire des sexes, étude physiologique de la femme. In-8° ... 4 fr.

FERDAS. — Accouplement des sexes et mariages. Accouchement et embryologie selon les théologiens. In-18 ... 2 fr.

GARNIER (P.). — Le mariage dans ses devoirs, ses rapports et ses effets conjugaux. In-18 ... 3 50

GARNIER. — La génération universelle, lois, secrets et mystères chez l'homme et la femme. In-18 avec fig. ... 3 50

GARNIER (P). — Impuissance physique et morale chez les deux sexes. Causes, signes, remèdes. In-18 av. fig. ... 3 50

GARNIER. — La stérilité humaine et l'hermaphrodisme. In-18 av. fig. 3 50

GARNIER. — Onanisme. Seul ou à deux, sous toutes ses formes et leurs conséquences. In-18 ... 3 50

GAUTIER (J.). — De la fécondation artificielle dans le règne animal, et de son emploi contre la stérilité. In-12 ... 1 fr.

GUYOT (J.). — Bréviaire de l'amour expérimental. Un joli vol. in-32. 5 fr.

MAGNAN. — Des anomalies, des aberrations et des perversions sexuelles. In-8 ... 1 25

MARTINEAU. — Leçons sur les déformations vulvaires et anales produites par la masturbation, le saphisme, la défloration et la sodomie. In-18 ... 3 50

MARTINEAU. — La prostitution clandestine. In-18 ... 3 fr.

MONTAUBAN (CH.). — La petite bible des jeunes époux, suivie de considérations sur la possibilité d'avoir un garçon ou une fille. In-18 elzévir. 5 fr.

MOREAU (P.) (de Tours). — Des aberrations du sens génésique. In-8°. 5 fr.

NOIROT (DE). — L'art d'avoir des enfants sains de corps et d'esprit. In-18 elzévir ... 5 fr.

POUILLET. — Étude médico-psychologique sur les formes, les causes, les signes, les conséquences et le traitement de l'onanisme chez la femme. In-18. Prix ... 3 50

POUILLET. — Étude médico-pshychologique sur l'onanisme chez l'homme. In-18 ... 3 50

SÉRÉ (DE). — La virilité et l'âge critique chez l'homme et chez la femme. In-8° ... 1 50

WITKOWSKI. — La génération humaine. In-8° illustré de 260 gravures sur bois et accompagné de trois planches découpées, superposées ... 15 fr.

Tous les ouvrages ci-dessus sont envoyés franco, contre mandat ou timbres-poste.

L[illegible]ueur de l'Hygiène publique ». — Rédacteur en ch[illegible] DUPOUY. — 13e année. Hebdomadaire. Un an : 5 fr. [illegible]édaction : 81, boulevard Sébastopol.

Paris. — Alcan-Lévy, imp. breveté 24, rue Chauchat

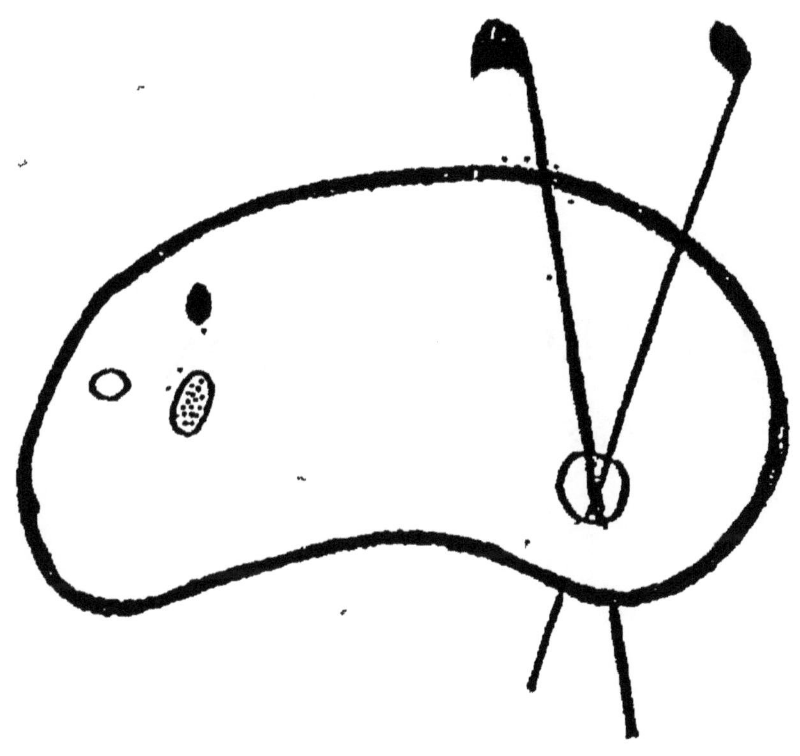

FIN D'UNE SERIE DE DOCUMENTS
EN COULEUR

12679

LA PROSTITUTION

DANS L'ANTIQUITÉ

8° R
7954
T

8° R
7954
T

OUVRAGES DU Dr EDMOND DUPOUY :

La Folie et les Névroses diathésiques, mémoire de concours. Prix Esquirol. 1865.

Les Attaques épileptiformes de la paralysie générale, mémoire de concours. Prix Aubanel, 1868.

Médecine et mœurs de la Rome antique, d'après les poètes latins, 1885, J.-B. Baillière, éditeur ; un vol. in-18 jésus, de 450 pages avec gravures.

PARIS. — IMPRIMERIE BREVETÉE ALCAN-LÉVY, 24, RUE CHAUCHAT

Dr EDMOND DUPOUY

LA PROSTITUTION DANS L'ANTIQUITÉ

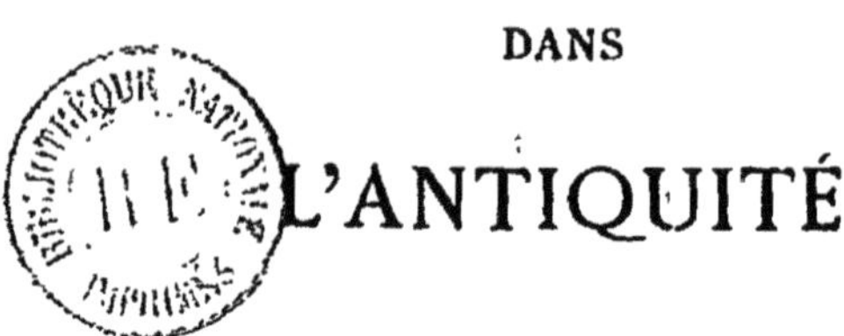

ÉTUDE D'HYGIÈNE SOCIALE

> Tout ce qui regarde les mœurs et les coutumes des peuples en fait connaître le génie et le caractère ; c'est ce qu'on peut appeler l'âme de l'histoire.
>
> ROLLIN.

PARIS
LIBRAIRIE MEURILLON, 16, RUE SERPENTE

1887

(TOUS DROITS RÉSERVÉS

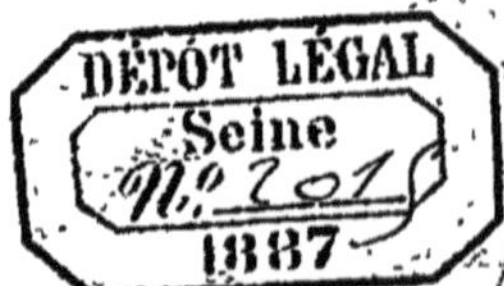
DÉPÔT LÉGAL
Seine
N° 201
1887

LA PROSTITUTION DANS L'ANTIQUITÉ

L'histoire de la prostitution dans l'Antiquité touche à tant de questions importantes, se rattache à tant de problèmes difficiles, que pour être écrite d'une manière complète, elle exigerait la collaboration d'hommes éminents dans l'archéologie, les lettres et les sciences, la philosophie et la médecine comme le prouvent les travaux divers de Dulaure, de A. Béraud, de P. Chaussard, de Larcher, de de la Chau, de Félix Lajard, de F. Creuzer, de Famin, de Sabatier, de Rosenbaum, de Rabutaux, de Pierre Dufour, de Parent-Duchatelet, etc., etc. Mais peut-être est-il à la portée d'un esprit philosophiquement éclectique de résumer les études éparses de ces auteurs, qu'on ne trouve guère aujourd'hui que dans les grandes bibliothèques.

En analysant ces différentes monographies l'une après l'autre, on se trouve conduit involontairement à faire, à un point de vue nouveau et original, l'histoire de l'esprit humain, dans son évolution à travers les théogonies anciennes et les religions orientales, à procéder à un examen très curieux des civilisations successives, dans leurs rapports avec les mœurs, les législations et l'hygiène des peuples.

Ainsi, dans l'histoire de la prostitution, nous constaterons trois périodes distinctes : 1° l'époque de la *prostitution hospitalière*, c'est-à-dire de la concession, à titre plus ou moins gracieux, de la femme-esclave à l'hôte que le hasard amène dans la hutte de l'homme primitif : c'est l'âge de pierre de la prostitution ; 2° l'époque de la *prostitution sacrée*, qui s'exerce sous l'influence des idées superstitieuses et des passions brutales des peuples asiatiques ; l'époque de la *prostitution légale*, qui tolère et sanctionne, au nom de l'hygiène physique et morale, le commerce impudique du corps humain.

Ces trois formes de la prostitution ont été admises par tous les auteurs qui ont écrit son histoire générale. Nous en avons trouvé une description très remarquable dans l'ouvrage de Rabutaux : « Partout, dit-il, aussi loin que l'histoire nous permet de pénétrer, chez tous les peuples et dans tous les temps, nous voyons comme un fait plus ou moins général, la femme acceptant le plus odieux esclavage, s'abandonner sans choix et sans attrait aux brutales ardeurs qui la convoitent et la provoquent. Parfois, toute la lumière morale venant à s'éteindre, la noble et douce compagne de l'homme perd dans cette nuit funeste la dernière trace de sa dignité, et devenue par un abaissement suprême, indifférente à celui qui la possède, elle prend place, comme une chose vile, parmi les présents de l'hospitalité : les relations sacrées d'où naissent les joies du foyer et les tendresses de la famille n'ont chez ces peuples dégradés aucune importance, aucune valeur.

« D'autres fois, dans l'ancien Orient, par exemple, et de proche en proche chez presque tous les peuples qui y avaient puisé d'antiques traditions, par un accouplement plus hideux encore, le sacrifice de la pudeur s'allie chez la femme aux dogmes d'un naturalisme monstrueux qui exalte toutes les passions en les divinisant ; il devient un rite sacré d'un culte étrange et dégénéré, et le salaire payé à d'impudiques prêtresses est comme une offrande faite à leurs dieux.

» Chez d'autres peuples, enfin, chez ceux qui tiennent sur l'échelle le rang le plus élevé, la misère ou le vice livrent encore aux impulsions grossières des sens et à leurs cyniques désirs une classe entière, reléguée dans les plus basses régions, tolérée mais notée d'infamie, de femmes malheureuses, pour lesquelles la débauche et la honte sont devenues un métier. »

D'une manière générale, appréciant au point de vue physiologique les documents relatifs aux mœurs des premiers peuples civilisés, on peut, chez tous, distinguer *a priori* deux classes de femmes : les unes destinées par le mariage à la reproduction de l'espèce, vivant à peu près dans l'observation des lois de la nature, les autres ayant pour condition de se livrer à des fonctions sexuelles d'un autre genre dont le but est la stérilité pour elles, et pour les hommes la surexcitation du sens génital avec tous les raffinements de la volupté. C'est chez celles-ci qu'il faut chercher les causes premières des maladies vénériennes, et ces aberrations des facultés morales dont la formule psychique est encore à trouver. L'histoire de cette partie de la pathologie est donc liée étroitement à celle de la prostitution, plaie des races asiatiques, fléau fatal des générations futures qui, à notre exemple, en feront vraisemblablement la soupape de sûreté des passions humaines, et la gardienne immorale de la moralité publique.

Quelques historiens et philosophes de l'Antiquité ont expliqué l'origine religieuse de la prostitution par l'esprit timoré des hommes. Ils nous les montrent cherchant à apaiser la colère des puissances célestes, leur offrant les prémices de leurs moissons, de leurs fruits et de leurs troupeaux, quand apparaissent à leurs yeux des hommes se disant ministres des dieux sur la terre. Prêtres, ils leur réclament pour leurs autels des offrandes et des sacrifices. Et, abusant de leur crédulité ignorante, ils leur suggèrent que la clémence divine peut s'obtenir par la prostitution sacrée de leurs filles, dont la virginité est le monopole légitimement octroyé aux initiés et gardiens des temples. C'est alors que commencent ces cérémonies mystérieuses dans lesquelles la prostitution va jouer le rôle de dogme fondamental du culte, en présence d'idoles bizarres fabriquées avec le bois ou la pierre, n'ayant de l'organisme humain que l'appareil viril de la génération.

A la prostitution sacrée devait succéder fatalement la prostitution légale, celle qui se pratique comme un métier et dont l'unique mobile est l'argent. Elle continua l'œuvre de corruption commencée par la prostitution religieuse, mais avec moins de retentissement sur la santé publique. Avec elle on voit bien les hommes et les femmes se livrer à tous les excès de la luxure, mais la créature humaine n'est plus plongée dans l'hypnotisme morbide des mystères d'Isis et de Belphégor, dans lesquels on la voit livrer son corps, comme un mannequin, à toutes les fonctions contre nature.

Les cultes de ces dieux avaient énervé profondément les populations asiatiques, et matérialisé leur civilisation. Heureusement la Vénus grecque vint apporter une favorable modification à ces mœurs barbares. Si elle divinisa encore la courtisane du Pirée et des îles de l'Archipel, si elle fut la protectrice d'impudiques prostituées, elle se montra dans les temples et dans les chastes gynécées des matrones, comme l'allégorie poétique de l'amour, dans ses plus ferventes aspirations vers l'esthétique. Avec elle, l'esprit humain reprend sa liberté ; il permet au génie grec d'allumer ce flambeau sacré dont les rayons iront éclairer le monde, et lui révéler le sentiment des arts, des belles-lettres et des sciences.

Parmi les innombrables statues qu'on lui éleva, celles de *Vénus Aphrodite*, de *Vénus Genitrix*, de *Vénus de Cnide*, de *Vénus Victrix* (dont la *Vénus de Milo* n'est qu'un spécimen), les statues d'Adonis et de Cupidon, des Muses et des Grâces, compagnes de la déesse, prouvent que le culte de Vénus n'était, dans l'imagination des Hellènes, que le poème de ce sentiment, qui est une des grandeurs de notre nature, qui a conduit le ciseau de Phidias et de Praxitèle, qui a inspiré Homère, et Pindare, et Corinne, et le grand Platon.

Il y a loin, comme on le voit, entre ces érotiques personnifications des dieux asiatiques et cette divinisation de la femme, reine du monde, par les charmes de son esprit et la beauté parfaite de son corps. La Vénus-Urania est donc véritablement le point de départ où l'esprit humain prend son essor vers les sphères supérieures.

Son culte, honoré par tous les grands hommes de l'Antiquité, reconnu par toutes les nations du monde connu, se retrouvera encore dans les temples de la Rome antique, et deviendra l'un des bons génies de la civilisation latine. Et ce sera lui, aux beaux jours de la Renaissance, qui viendra porter l'inspiration à nos poètes, à nos peintres, à nos sculpteurs. Car immortelle est son essence, et toute-puissante est l'action que la nature lui donne sur le cœur des hommes ! Mais, pourquoi la fatalité a-t-elle voulu qu'à côté du beau il y ait le difforme, à côté de Vénus-Urania, il y ait la Vénus-Pandémos, à côté de l'amour il y ait la prostitution ?

Ces considérations préliminaires étaient nécessaires à l'intelligence de cette étude historique des mœurs dans l'antiquité ; nous devions préparer les lecteurs aux sombres tableaux que nous allons faire passer sous leurs yeux, tableaux qui sont à la morale ce que l'anatomie pathologique est à la médecine.

LA PROSTITUTION DANS L'INDE

Le Culte de Lingam

En suivant l'ordre chronologique, c'est dans l'Inde, dont l'existence sociale remonte à la plus haute antiquité, que nous devons chercher les premières traces de la prostitution sacrée.

Le Lingam indien est identique au Phallus grec et au Priape égyptien : l'organe viril était considéré chez tous les peuples de l'antiquité comme le symbole de la fécondation universelle. Son culte est un des mythes populaires de l'Inde qu'on a traduit ainsi : Sur la montagne d'or Kàilasa, habite le dieu Siva. Là, est une plate-forme sur laquelle se trouve une table carrée, enrichie de neuf pierres précieuses, et au milieu le lotus, portant sur son sein le triangle, origine et source de toutes choses. De ce triangle sort le Lingam, dieu éternel qui en fait son éternelle demeure.

« C'est sur cette montagne, disent Fr. Creuzer et D. Guignaut (1), que parut pour la première fois l'antique Phallus de Siva, que le dieu, suivant une autre tradition, divisa en douze Lingams rayonnants de lumière qui fixèrent sur eux les regards et des dieux et des hommes ; puis il les transplanta dans les diverses parties de l'Inde, où les dieux et les génies préposés aux huit régions du monde, leur rendirent de pieux hommages ; et maintenant encore ils y sont adorés.

(1) Religions dans l'antiquité considérées dans leurs formes symboliques et mythologiques par Creuzer et Guignaut, professeur d'histoire à l'Ecole normale.

« C'est là aussi qu'étaient célébrées en l'honneur de Siva, disent ces auteurs, les fêtes de Phallus où l'on portait solennellement cette image sacrée : là aussi, dans des orgies délirantes, ses adorateurs, mus d'un enthousiasme sauvage, semblaient céder eux-mêmes au pouvoir qui emporte la nature d'un mouvement irrésistible, et la vivifie d'un feu dévorant. »

Toutes les légendes indiennes ont représenté le Lingam comme l'un des plus anciens dieux hindous. Aux yeux de ces peuplades instinctivement religieuses, les organes génitaux ne pouvaient être que des parties sacrées que leur imagination plaçait sous la haute protection d'une divinité. Celle-ci leur fut, en effet, présentée par leurs prêtres sous la forme d'un organe mâle qu'ils adorèrent sous le nom de Lingam. Ce culte, favorisé par les brames, les porta, d'après les traditions, à tous les excès des sens, et leur amena des maladies contagieuses des organes de la génération.

Pierre Sonnerat, *dans son intéressant voyage aux Indes*, a reproduit une autre légende du culte de Lingam relative à l'origine des affections vénériennes chez les adorateurs de Siva et de Vishnu. Quoique ce récit n'ait que la valeur d'une histoire fabuleuse, il cache, sous le voile d'une fiction, un fait vraisemblable, qui concorde, d'ailleurs, avec d'autres documents historiques d'une authenticité non discutable. Voici comment s'exprime Sonnerat : « Les pénitents étaient arrivés à un haut degré de puissance par leurs sacrifices et leurs prières ; mais, pour le conserver, leurs cœurs et ceux de leurs femmes devaient toujours rester purs. Cependant Siva ou Chiven avait entendu vanter la beauté de ces dernières, et il résolut de les séduire. Ayant pris la forme d'un jeune mendiant (1), d'une beauté parfaite, il engagea Vishnu à prendre celle d'une belle fille et à aller au lieu de réunion des pénitents pour les

(1) Les mendiants ou Fakirs, dans l'Inde, parcourent le pays par milliers, presque nus et extrêmement sales. Leurs visites, d'après Strabon, donnent la fécondité aux femmes. Le peuple s'empresse de leur faire tous les honneurs possibles, et les hommes quittent leurs villages pour laisser aux moines le champ libre. (*Rosenbaum*).

rendre amoureux. Vishnu s'y rendit, et en passant il leur jetait des œillades si tendres, que tous devinrent amoureux de lui ; ils abandonnèrent leurs sacrifices pour suivre cette jeune beauté. Leur passion grandissait ainsi de plus en plus, tellement qu'à la fin ils paraissaient inanimés, et leurs corps languissants ressemblaient à la cire fondant à l'approche du feu.

« Chiven de son côté, alla vers la demeure des femmes, tenant dans une main un flacon d'eau comme les mendiants, et chantant comme eux. Son chant avait tant de charme que outes les femmes se réunirent autour de lui, et la forme du beau chanteur achevait ce que sa voix avait commencé. Le trouble était si grand que quelques-unes perdaient leurs bijoux et leurs vêtements, de sorte qu'elles le suivaient dans le costume de la nature sans s'en apercevoir.

« Ayant parcouru le village, il le quitta ; toutes l'accompagnèrent dans un bois voisin, où il obtint d'elles ce qu'il désirait. Bientôt les pénitents s'aperçurent que leurs sacrifices n'avaient plus leur ancien effet et *que leur puissance n'était pas la même.* Après quelques réflexions pieuses, il leur parut clair que la cause en était à Chiven, qui, sous la forme d'un jeune homme, avait séduit leurs femmes, et qu'eux-mêmes avaient été égarés par Vishnu transformé en jeune fille. Ils résolurent de tuer Chiven par un sacrifice. Honteux d'avoir perdu l'honneur sans pouvoir se venger, ils eurent recours aux moyens extrêmes ; ils réunirent toutes leurs prières contre Chiven. Ce sacrifice fut des plus terribles, et le dieu lui-même ne put résister. Ce fut comme *un feu qui se jeta sur les parties génitales de Chiven* et les sépara de son corps (1). Irrité contre les pénitents, il résolut de s'en servir pour mettre le monde entier en feu : déjà l'incendie commençait à s'étendre, lorsque Vishnu et Brahma, chargés de la conservation des créatures, avisèrent aux moyens de l'arrêter. Brahma prit la forme d'un piédestal, et Vishnu celle des organes sexuels de la femme, et ils reçurent les organes de Chiven. L'embrasement général fut ainsi

(1) Il n'est pas téméraire de voir dans cette fable la partie légendaire de l'histoire de la syphilis.

arrêté. Chiven se laissa fléchir par leurs prières, et il promit de ne pas brûler le monde, si les hommes rendaient à ses parties les honneurs divins »

Si nous réfléchissons à ce mythe, tel qu'il est raconté ici, dit Rosenbaum, nous ne pourrions nous défendre de la pensée qu'il appartient à des temps plus modernes, car cette fable est tout à fait propre à constater la syphilis de manière à ne plus rien laisser à désirer. Aussi Schaufus en a-t-il fait la base de son opinion, lorsqu'il dit que cette maladie a été importée de l'Inde en Europe. D'un autre côté, certaines particularités de cette histoire s'accordent tellement avec l'antique croyance des Indiens, qu'il faut admettre que si elle repose sur une légende, elle a été composée en utilisant les indications anciennes.

Depuis lors le Dr F. Klein (1) a prouvé, d'après les annales du Malabar, que non seulement la maladie vénérienne était connue aux Indes orientales avant la découverte de l'Amérique, mais que les médecins Sangarasiar et Alessianambi, qui vivaient il y a près de *dix siècles*, et déjà plusieurs autres avant eux, parlent de la syphilis et de sa guérison par le mercure.

Plus récemment, en 1863, M. P. Dabry, consul de France en Chine, a publié un livre intitulé : *La Médecine chez les Chinois*, dans lequel on trouve la description de la vérole, d'après des manuscrits datant de plus de 2500 ans avant J.-C.

Enfin, le Dr Scheube, de Leipzig, a publié (2) un manuscrit totalement inconnu en Europe, qui contient des renseignements précieux au point de vue de l'ancienneté de la syphilis dans l'ancien continent. Ce manuscrit intitulé : *Dai-do-rui-shiu-ho*, ou *Assemblage de recettes rangées par lasses, de la période Dai-do*, fut composé vers l'an 808 de notre ère.

A cette époque, l'empereur Heizei Tenno, voyant son pays nvahi de plus en plus par les sciences médicales chinoises,

(1) *De Morbi veneri curatione in Judia orientali usitata*, 1795.

(2) *Archive für Path. de Virchow, mars 1883 p. 448.*

résolut de rassembler en un livre tous les éléments de médecine propre au Japon.

Il chargea de ce travail ses deux médecins A-be Ma-nao et Idzu-mo Hiro-sada. Mais le manuscrit s'égara et ne fut retrouvé dans le temple d'une île de la province de Bungo qu'en 1827. Edité par Bude, ce manuscrit, dont la lecture est très difficile, vu qu'il est écrit en vieux langage japonais, était presque complètement inconnu du monde savant, quand un médecin japonais, le Dr Kayama, élève du Dr Scheube, envoya à son ancien maître la traduction des chapitres relatifs à la syphilis. Comme interprétation, cette traduction ne laisse rien à désirer, car le Dr Kayama s'est assuré, pour les passages difficiles, le concours de savants Japonais, ses compatriotes.

Le chapitre 94 est ainsi conçu :

Kata-shine-kasa, c'est-à-dire *éruption d'une des aines*. Dans le pli transversal situé entre la cuisse et l'abdomen se montrent de la rougeur et du gonflement accompagnés de violentes douleurs et de fièvre. Après quelques jours survient la suppuration : l'abcès s'ouvre et il s'écoule beaucoup de pus.

Mara kasa-hyami, c'est-à-dire maladie éruptive du pénis. Au début, gonflement gros comme un grain de millet et douleurs. Après quelques jours ulcération et écoulement de pus.

Fuse-kasa. La peau du pénis, siège de l'éruption, contient de l'eau, phénomène qui se montre surtout en été. Le pénis est enflé et très augmenté de volume. Le gonflement s'étend à tout le pénis et on ne peut voir le gland de l'extérieur. De la peau s'écoule du pus.

Shiri-mara-kasa, c'est-à-dire deuxième éruption du pénis. Au début se montre l'éruption comme celle de *Mara-kasa-hyani*. Puis, surviennent l'ulcération et les douleurs. Après quelques jours, l'ulcération s'étend et le gland tombe. Puis, l'ulcération gagne peu à peu en arrière, le pénis tombe tout entier et les testicules sont également envahis par l'ulcération.

Kaskiri-kasa, c'est-à-dire éruption courante. Le poison du pénis ou d'une des aines s'élève et l'éruption devient envahissante. Chaleur et froid s'établissent et les os des extrémités deviennent douloureux. Après quelques mois se montre sur le dos et sur le visage une petite éruption sans douleurs ni démangeaisons. De celle-ci s'écoule un liquide jaunâtre. Après quelques mois le visage se gangrène, prend une odeur fétide et il s'écoule du pus.

Voici maintenant le chapitre 95 :

Hone-no-hari-kasa, c'est-à-dire éruption et gonflement des os. Après la guérison de l'éruption du pénis, les articulations des membres deviennent douloureuses, de telle sorte qu'on ne peut ni les étendre ni les plier. Il existe en général de la fièvre. Cela se nomme *Hone-no-hari-kasa*. Alors le poison s'élève et il survient divers phénomènes fâcheux, les os sont douloureux. Le malade a de la fièvre, celle-ci dure tout le jour et l'appétit est supprimé. Il existe de la constipation. L'urine est rouge et s'écoule difficilement au dehors.

Nondo-fuki-kasa, c'est-à-dire éruption de la gorge. Le reste du poison de l'éruption du prépuce gagne les régions supérieures et détruit le visage et la tête. Pendant de longues années, il n'y a pas de guérison. Ce qui reste de poison détruit la tête, la peau, la chair, les os. Alors les oreilles sont détruites, ou il survient une éruption du nez ou la cécité. Ou encore, les extrémités inférieures se gonflent ou sont douloureuses pendant plusieurs années. Alors les malades tombent en pourriture. Le poison détruit tout le corps, ou les testicules se couvrent de pustules, gonflent et se gangrènent, et il se forme de nombreux trous. Ensuite toute la surface du corps se détruit.

Mimi-no-hi-kasa, c'est-à-dire éruption des oreilles. Le reste du poison gagne les parties supérieures; il existe des bourdonnements d'oreilles et de la difficulté de l'audition. Après quelques mois surviennent de violentes douleurs, et il s'écoule un liquide jaunâtre. Les bourdonnements d'oreilles disparaissent, mais les malades n'entendent plus.

Il existe certainement, dit Gille de la Tourette, une grande confusion parmi tous les symptômes attribués à la syphilis, mais il est facile, malgré cela, de reconnaître les accidents primitifs, secondaires et tertiaires de cette maladie vénérienne : ulcérations du pénis, ulcérations de la gorge, douleurs ostéocopes, syphilides et gommes du cuir chevelu et de la face, etc.

S'il restait un doute sur la nature de la maladie, il suffirait d'ajouter que le mot *Kasa*, en japonais ancien, comme en japonais moderne, sert à désigner les affections contagieuses qui surviennent après les relations sexuelles qu'on connaît très bien aujourd'hui au Japon.

Le culte de Lingam et la prostitution sacrée qui en était la conséquence entrèrent tellement dans les mœurs indiennes que les voyageurs qui parcouraient, il y a moins d'un siècle, certaines provinces de l'Inde orientale, retrouvèrent l'un et l'autre aussi populaires qu'à l'époque de la tradition historique. L'abbé Mignot, dans son second *Mémoire sur les anciens philosophes de l'Inde* (1), a dit : « Cette espèce de Lingam se trouve encore aujourd'hui dans l'Inde, comme on le voit par les figures des idoles de ce pays, qui ont été envoyées à M. le marquis de Marigny. » On voit encore dans les pagodes des bas-reliefs représentant le Lingam avec des

(1) *Mémoire de l'Académie des Inscriptions et Belles-Lettres*. T. 31, p. 136.

dimensions plus ou moins grandes, et il en existe également des peintures et des sculptures. Dans quelques pagodes, on représente de la même manière la réunion des deux sexes sous le nom de *Pulleiar*. Ces dessins se retrouvent enfin sur des amulettes appelées *Taly* qui, après avoir été bénies par le brahme, sont remises par le mari à sa fiancée le jour du mariage. Sonnerat raconte à ce sujet une anecdote qui montre ce que vaut le zèle du prosélytisme déployé envers ces tribus ignorantes. Quelques-unes se sont converties au catholicisme, mais deux espèces de missionnaires étaient en concurrence auprès d'elles : les jésuites et les capucins. Ceux-ci dénoncèrent à Rome leurs rivaux, en raison de leur tolérance envers les femmes auxquelles ils permettaient de porter des amulettes estampées de petits Lingams. Les jésuites expliquèrent leurs raisons par les antiques usages du pays, et ils obtinrent l'approbation de la Cour pontificale, mais ils exigèrent, cependant, des Indiennes de faire ajouter la croix chrétienne sur leurs *taly* !...

D'autres récits montrent le culte de Lingam à ce point enraciné dans l'Inde que, dans les hôtelleries et sur les voies publiques, on aperçoit partout le dieu hindou, soit sous sa forme organique humaine, soit sous sa forme allégorique : un piédestal, supportant un vase d'où part un long cylindre. Le piédestal, c'est Brahma ; le vase, c'est Vishnu, le dieu femelle ; le cylindre, c'est Chiven ou le dieu mâle ; telle est la trinité indienne. Mais, dans les processions solennelles, au Lingam ordinaire, on adjoint la figure d'un homme : « Et l'idée religieuse est de telle sorte présente à l'esprit des Indiens, dit Dulaure, qu'ils ne comprennent pas l'impudicité de leur pratique. » C'est ainsi « qu'on voit, dans la pagode d'Eléphanta, un bas-relief représentant un groupe se livrant à l'action infâme que les latins désignaient par le mot *irrumatio* ; sur les portes d'une ville de Suri-Patnam, Sîta, femme de Rama, 7e incarnation de Vishnu, entourée de six Fakirs ou Pénitents à genoux et les yeux levés sur elle, tenant chacun un Lingam à la main ; dans la pagode de Villenour, des Lingams isolés, d'une dimension extraordinaire représentés sur tous les murs. » M. de Grandpré, dans son *Voyage dans l'Inde*, raconte à son tour que, sur la côte de Trovencour un officier de marine envoya à terre quelques matelots pour prendre des renseignements. Les hommes de l'équipage aperçurent dans une niche un Lingam de semblable grosseur ; ils s'en emparèrent et s'en servirent comme d'un timon pour leur embarcation.

A propos du caractère religieux du Lingam dans l'Inde moderne, Dulaure a mentionné, d'après certains explorateurs, que les prêtres de Chiven, tous les jours à l'heure de midi, ornent de guirlandes de fleurs et de sandal le Lingam sacré, et que, « dans le pays de Canara, les prêtres s'y promènent nus, en agitant des sonnettes qui appellent les femmes près d'eux pour embrasser pieusement leurs parties génitales. »

Quant à la prostitution religieuse, les faits qui la démontrent ont été contrôlés par Duquesne. Il a vu dans une pagode, aux environs de Pondichéry, des jeunes mariées venir faire au dieu le sacrifice de leur virginité. On les faisait asseoir sur un Lingam en bois ou en fer. Mais, dit-il, dans beaucoup de pagodes, « les prêtres plus adroits ont ravi à ce dieu une fonction aussi précieuse. »

Dans une autre pagode, celle de Tréviscaré, consacré à Chiven, on voit un monument colossal représentant la trinité indienne : « C'est dans ce sanctuaire, dit le même auteur, sur la pierre sacrée, que les prêtres de Chiven initient aux mystères de l'amour les jeunes *Devedassi*, que nous connaissons sous le nom de *Bayadères* ou *Balaidera* ; et, en même temps qu'elles sont consacrées au culte, elles servent également aux plaisirs du public, comme les courtisanes et prostituées de la Grèce. »

Nous savons que ces Indiennes exécutent des ballets, mais les accords des voix et des instruments, le parfum des essences et celui des fleurs, peut-être même la séduction des charmes qu'elles dirigent contre les spectateurs, tout se réunit peu à peu pour porter le trouble et l'ivresse dans leurs sens. Comme chez les aulétrides de la Grèce, quelquefois une douce émotion, un feu inconnu semble les pénétrer. Etonnées, puis agitées, palpitantes, elles paraissent succomber sous l'impression d'une illusion trop puissante. C'est ainsi que par les gestes, les positions du corps les plus expressives, par des soupirs étouffés et brûlants, des regards scintillants ou chargés d'une molle langueur, elles ont su d'abord exprimer l'embarras de la pudeur, puis le désir, l'inquiétude et l'espoir, enfin les menaces et les trépidations de la volupté.

« Les Bayadères, danseuses de l'Inde, dit Raynal (1), vivent réunies en troupes dans des séminaires de volupté. Les sociétés de cette espèce les mieux composées sont consacrées aux pagodes riches et fréquentées. Leur destination est de danser dans les temples, aux grandes solennités, et de servir aux plaisirs des brahmes. Pour pallier aux peuples le scandale d'une vie si licencieuse, toutes ces femmes sont consacrées au service des autels. Les peuples se prêtent d'autant plus volontiers à cette espèce de superstition qu'elle renferme, dans une seule enceinte, les désirs effrénés d'une troupe de moines, et met ainsi leurs femmes et leurs filles à l'abri de la séduction.

« Il est vraisemblable qu'en attachant un caractère sacré à ces espèces de courtisanes, les [illegible]nts ont vu sans répugnance leurs plus belles filles, entraînées par cette vocation, quitter la maison paternelle pour entrer dans ce séminaire, d'où les femmes surannées pouvaient retourner sans honte dans la société; car il n'y a aucun crime que l'intervention des dieux ne consacre, aucune vertu qu'elle n'avilisse. La notion d'un être absolu est, entre les mains des prêtres qui en abusent, une destruction de toute morale.

« Il ne restait plus aux brahmes qu'un pas à faire pour porter l'institut à sa dernière perfection. C'était de persuader aux peuples qu'il était agréable aux dieux, honnête et saint, d'épouser une Bayadère de préférence à toute autre femme, et de faire solliciter, comme une grâce spéciale, le reste de leurs débauches.

« Il est des troupes moins choisies dans les grandes villes pour l'amusement des hommes riches, et d'autres pour leurs

(1) Raynal, Histoire philosophique des Deux-Indes.

femmes. Mais de quelque religion, de quelque caste qu'on soit, on peut les appeler. Il y a même de ces troupes ambulantes conduites par des vieilles femmes, qui, d'élèves de ces sortes de séminaires, en deviennent à la fin les directrices. (2)

« Aux sons monotones et rapides du tam-tam, les Bayadères échauffées par le désir de plaire, et par les odeurs dont elles sont parfumées, finissent par être hors d'elles-mêmes. Leurs danses sont des pantomimes d'amour. Le plan, le dessin, les attitudes, les mesures, les sons et les cadences de ces ballets, tout respire cette passion, et en exprime les voluptés et les fureurs.

« Tout conspire au prodigieux succès de ces femmes voluptueuses : l'art et la richesse de leur parure, l'adresse qu'elles ont à façonner leur beauté. Leurs longs cheveux noirs, épars sur leurs épaules ou relevés en tresses, sont chargés de diamants et parsemés de fleurs. Des pierres précieuses enrichissent leurs colliers et leurs bracelets.

« Rien n'égale surtout leur attention à conserver leur sein, comme un des trésors les plus précieux de leur beauté. Pour les empêcher de grossir ou de se déformer, elles les enferment dans deux étuis d'un bois très léger, joints ensemble et bouclés par derrière. Le dehors de ces étuis est revêtu d'une feuille d'or parsemé de brillants ; mais ce voile qui couvre le sein, n'en cache point les palpitations, les soupirs, les molles ondulations ; il n'ôte rien à la volupté.

« La plupart de ces danseuses croient ajouter à l'éclat de leur teint, à l'impression de leurs regards, en formant autour de leurs yeux un cercle noir, qu'elles tracent avec une aiguille teinte de poudre d'antimoine. Cet art de plaire est toute la vie, toute l'occupation, tout le bonheur des Bayadères. On résiste difficilement à leur séduction. »

Indépendamment des *Dévadassi*, attachées spécialement à la prostitution sacrée, il existe plusieurs autres classes de *Bailadera* : ce sont les *Natchés*, qui remplissent les mêmes

(2) Exemple de la gradation de la prostitution religieuse vers la prostitution légale.

fonctions, mais sans appartenir à un temple particulier, les *Vestiatris* et les *Cancénis*, qui se consacrent aux plaisirs des riches particuliers de l'Orient. Elles sont choisies parmi les plus jolies filles; leur costume est riche et brillant; et malgré leur vie licencieuse, leur état n'est pas considéré comme déshonorant. Les prêtres en ont décidé ainsi.

Dans le Mogol et l'Indoustan, la prostitution sacrée est encore aux mains des prêtres qui abusent étrangement de leur autorité sur leurs malheureuses adeptes. Bernier, dans le récit de son voyage dans ces pays, raconte que, dans la pagode de Jagrenat, on y conduit les vierges pour y faire le sacrifice avec le dieu Lingam lui-même, qui s'incarne pour la circonstance. La jeune fille est amenée le soir dans le sanctuaire, on lui dit que le dieu viendra pour l'épouser, qu'elle doit l'écouter et l'interroger sur l'avenir. A la faveur des ténèbres de la nuit, un prêtre profite de cette aubaine et la fille abusée croit avoir un commerce avec le dieu. Elle annonce ensuite, comme une confidence divine, tout ce que les prêtres ont intérêt à faire savoir aux populations, pour maintenir leur despotisme sur elles.

De son côté, l'abbé Dubois, dans son ouvrage, *Mœurs de l'Inde*, rapporte ce qu'il a vu en 1825, dans son voyage dans l'Inde : « Le Lingam, dit-il, que les dévots et les dévotes attachent, soit à leurs cheveux, soit à leurs bras ou suspendent à leur cou, est une petite relique représentant *veranda utriusque sexus in actu copulationis*; il y a en outre deux lignes blanches qu'on trace sur le front et qui rappellent *masculi liquorem seminalem*, et une ligne rouge indiquant *feminæ fluxum menstruum.* »

Les Lingamistes sont très nombreux dans le Malabar et le Coromandel; ils composent au moins la moitié de la population. Ils considèrent le Lingam comme rendant tous les hommes égaux; et leurs prêtres appelés *Gourous*, jouissent de très grands avantages. Lorsqu'un *Gourou* fait la visite de son district, chacun de ses adeptes se dispute l'honneur de le loger.

Dès qu'il a fait son choix, tous les mâles sortent de la maison; il y reste seul jour et nuit avec les femmes de ses hôtes qui, toutes à l'envi, s'empressent de le servir au gré de ses caprices, sans que les maris témoignent la moindre jalousie.

« Il faut noter, dit toujours l'abbé Dubois, qu'il a eu soin de choisir la maison où se trouvent les plus jeunes et les plus jolies femmes. Ces *Gourous* ont en outre des maîtresses spéciales qualifiées d'*épouses des dieux*, classe distincte des Bayadères, mais non moins dépravées. Elles portent à la cuisse l'empreinte du Lingam. »

Telle fut la prostitution sacrée dans l'Inde et l'exploitation que, depuis les temps les plus reculés, les prêtres ont su en faire, au nom de l'intuition divine des peuples !

Nous allons retrouver ces mêmes prêtres dans d'autres contrées, poussant encore les créatures humaines dans le cercle infernal des monstruosités sensuelles, les abêtissant avec leurs fables mensongères, débauchant les hommes, déflorant les vierges, vivant de prostitution et de corruption, élevant des temples à leurs licencieuses idoles, pontifiant en leur honneur, et réclamant, en leur nom, l'or utile à leur faste, l'obéissance nécessaire à leur orgueil, et les femmes indispensables à leur lubricité.

LA PROSTITUTION DANS L'ASIE MINEURE

§ I. Cultes de Phallou, Baal-Péor, Moloch, Atis et Adonis

Sous les noms de *Phallou*, de *Baal-Péor*, de *Moloch*, d'*Atis* et d'*Adonis*, nous allons retrouver le culte de Lingam, à peu de chose près, chez les Assyriens, les Chaldéens, les Chananéens et les Phéniciens.

Phallou était particulièrement honoré à Hiéropolis, sur les bords de l'Euphrate. Là existait un temple immense, d'une richesse inouïe, devant le portique duquel s'élevaient deux *Phallou* de 170 pieds de hauteur, portant pour inscription qu'ils avaient été érigés par un dieu assyrien en l'honneur de sa belle-mère.

Le temple de *Baal-Péor* ou *Belphégor* était situé sur le mont Péor ; de là son nom : chez les Chaldéens, Baal signifie seigneur.

Moloch était l'idole mâle des Moabites, des Syriens, des Lydiens et des Ammonites. Sa statue représentait un homme à tête de bœuf, en bronze et de dimensions colossales ; elle tenait les bras étendus pour recevoir les offrandes de toute nature que les adeptes déposaient dans les sept bouches énormes creusées dans son ventre. Les victimes offertes à Moloch étaient ordinairement des animaux domestiques, mais quelquefois aussi des enfants. La base de la statue reposait sur un immense fourneau qu'on allumait pour brûler les victimes, au bruit d'une musique barbare exécutée par les prêtres du dieu.

Dès que la cérémonie commençait et que l'airain de la statue était devenu incandescent, les fidèles se mettaient à tourner autour d'elle, en poussant des cris sauvages, et en se démenant avec frénésie. Puis, à un moment donné, ils se livraient entre eux à toutes les pratiques de la sodomie la plus cynique...

Les mystères du culte de Baal-Péor étaient identiques à ceux de Moloch, moins le sacrifice des victimes. Le dieu était figuré aux yeux des Madianites tantôt par un gigantesque membre viril, tantôt par une statue hermaphrodite. Son temple servait à toutes les débauches des hommes et des femmes, ainsi qu'à la prostitution des jeunes filles, qui lui devaient leur virginité aussitôt leur puberté.

D'après les appréciations des archéologues et les commentaires des Pères de l'Eglise sur les mystères de Baal, Pierre Dufour reconnaît, comme élément principal de son culte, la prostitution sacrée. Et relativement aux acolytes des prêtres du dieu, il ajoute : « C'étaient de beaux jeunes hommes, sans barbe, qui, le corps épilé, frottés d'huiles parfumées, entretenaient un ignoble commerce d'impudicité dans le sanctuaire. La *Vulgate* les nomme efféminés (*effeminati*); en langue hébraïque, on les appelait *Kedeschim*, c'est-à-dire saints ou consacrés. Leur rôle ordinaire consistait dans l'usage plus ou moins actif de leurs mystères infâmes : ils se vendaient aux adorateurs de leur dieu et déposaient sur les autels le salaire de leur prostitution. Ce n'est pas tout, ils avaient des chiens dressés aux mêmes ignominies, et le produit impur qu'ils retiraient de la vente ou du louage de ces animaux, *le prix du chien*, ils l'appliquaient aussi aux revenus du temple. Enfin, dans certaines cérémonies qui se célébraient la nuit au fond des bois sacrés, lorsque les astres semblaient voiler leur face et se cacher d'épouvante, prêtres et consacrés s'attaquaient à coups de couteaux, se couvraient d'entailles et de plaies peu profondes; puis, échauffés par le vice, excités par leurs instruments de musique, ils tombaient pêle-mêle dans une mare de sang. »

Les efféminés, dit le même auteur, formaient une secte qui avait ses rites et ses initiations, et dont l'origine se rattache évidemment à la profusion de diverses maladies honteuses, qui avaient vicié le sang des femmes et qui rendaient leur approche fort dangeureuse : lèpre, flux de sang et flux de tout genre.

Malgré cela, pour augmenter les revenus du culte, on adjoignit aux efféminés une association de femmes qui se prostituaient au bénéfice de l'autel. « Ces femmes nommées *Kedesohott* se tenaient sous des tentes bariolées, aux abords du temple de Baal; elles se disposaient à la prostitution, en brûlant des parfums, en préparant des philtres, et en jouant de la musique. »

Après la période de la prostitution sacrée, nous retrouverons les mêmes femmes se livrant à la prostitution légale, à laquelle elles étaient exercées dès l'enfance.

Le culte de Baal-Péor, de Moloch, d'Astarté et autres divinités semblables dont le nom changeait seulement suivant les pays, se composait donc de la prostitution des femmes et des hommes et des pratiques de la sodomie. Il en était de même en Egypte, dans les mystères d'Isis et d'Osiris, mais il faut dire que cet immonde dévergondage des sens était surtout le vice favori des Phéniciens, des Syriens et des Lydiens, qui le propagèrent dans toutes les contrées qu'ils fréquentaient. L'apôtre Saint-Paul, en parlant de ces peuples, écrivait : « Leur corps était plein de désirs, Dieu les abandonna à l'impudicité, afin que leurs corps fussent déshonorés. De même que les femmes changèrent en plaisirs contre nature la jouissance sexuelle naturelle, de même les hommes, renonçant à la cohabitation avec la femme, convoitèrent des individus de leur sexe et firent avec eux des choses honteuses. Le coït, selon les lois de la nature, en Asie, appartenait au culte de Vénus, mais la pédérastie en faisait aussi partie. »

Cette prostitution de l'homme fut l'origine de la castration chez les orientaux. Lucien le dit très explicitement dans ce passage (1) : « Lorsque l'on vivait encore sous les mœurs de l'ancien temps et que l'on respectait la vertu, fille des dieux, on se conformait aux lois de la nature, et ceux qui se mariaient

(1) Amores, Cap. 20-21.

à un âge convenable procréaient des enfants vigoureux. Peu à peu, en descendant des régions élevées de la morale dans le gouffre de la débauche, on chercha à satisfaire les plaisirs sexuels par des moyens infâmes et brutaux. La dépravation se répandit partout, et on foula aux pieds les lois de la nature. Il se trouva un homme qui, le premier, prit son semblable pour une femme, et sur lequel, soit par violence ou par ruse, il exerça sa brutalité ; et c'est ainsi que deux individus du même sexe s'accouplèrent dans la même couche, et n'eurent pas honte de ce qu'ils faisaient et de ce qu'ils laissaient faire sur eux. Semant, comme on le dit, sur un rocher stérile, ils recueillaient beaucoup de honte et de maux pour peu de plaisir. Quelques-uns, dans le dernier abrutissement de cette vie abjecte, allèrent jusqu'à s'enlever avec le fer les parties qui leur donnaient le caractère d'homme, et crurent mettre le comble à leur voluptueuse infamie en s'arrachant les signes de la virilité. Mais ces malheureux, en voulant prolonger leur état de garçon, ne restaient pas plus longtemps hommes, et un type équivoque d'un sexe double leur faisait bientôt perdre le caractère de leur nature primitive, ils ne savaient même plus à quel genre ils appartenaient. La force de la jeunesse ne les épuisait que plus vite ; et pendant qu'on les comptait encore parmi les adolescents, ils étaient déjà des vieillards ; il n'y avait pas pour eux d'âge intermédiaire. C'est ainsi que la volupté, puisant un plaisir dans l'autre, et poussant à tout ce qu'il y avait de plus honteux et de plus dépravé, conduisit à un vice inavouable, de sorte qu'aucun genre de jouissance ne leur resta inconnu. »

Ce libertinage des hommes et des femmes, qui s'adonnaient au culte des divinités orientales, n'a pas été sans déterminer chez eux un certain nombre d'affections des organes génitaux qu'il est difficile de spécifier, mais dont on ne saurait contester l'existence et l'origine. Hérodote en parle, à propos de l'invasion des Scythes en Asie et de leur séjour dans la Syrie ; ils s'en retournèrent dans leur pays avec un vice morbide contracté par leurs rapports avec les Syriens, νοσος θηλεια, vice que la légende considère comme une vengeance de Mylitta, dont ils avaient pillé le temple à Ascalon. Il en est fait mention encore dans un passage de l'historien Eusebius Pamphilius, relatif à la description du temple de Vénus au mont Liban. « Là, dit cet auteur, existait une école d'impudicité pour les libertins qui y déshonoraient leur corps de toutes les manières; des hommes efféminés y reniaient leur dignité naturelle et ils vénéraient la divinité dans la θηλεια νοσος dont ils étaient affectés. Il s'y pratiquait en outre des embrassements non permis entre les femmes, un coït lascif; il s'y commettait en outre des actes honteux et infâmes, comme dans un lieu où ne règne ni foi ni loi. »

Les auteurs nous ont laissé les noms de quelques autres maladies qui affectaient la bouche et les parties sexuelles *morbus phenicus*, *scelerata lues*, *etc.*, noms qui indiquent nettement une origine vénérienne, une nature contagieuse, et qu'on peut considérer comme les principes de la syphilis. Cependant, d'après certains commentateurs et d'après Rosenbaum en particulier, la maladie des Scythes, la *Nosos Thaileïa*, n'était pas une affection vénérienne contagieuse, mais un amoindrissement de la virilité déterminé par la passion de la sodomie passive.

Il ne peut donc y avoir de doute sur cet état de prostitution de l'homme dans l'antiquité : l'idole du temple d'Amathonte d'ailleurs était représentée par une statue de femme barbue, avec les attributs de l'homme, sous des habits féminins, alors qu'elle était figurée sous la forme d'un simple cône en pierre blanche à Paphos, en l'honneur de la déesse de Cypris.

§ II. — Les Vénus asiatiques

La Vénus assyrienne portait le nom de *Mylitta* ou *Milidath* qui, selon Scaliger, signifiait *genitrix*, car il y avait en elle l'idée d'un être principe de tous les autres. Les Perses la nommaient *Mithra* et les Arabes *Alitta*, comme l'indiquent Hérodote et Selden. D'après l'abbé de la Chau, elle était adorée par les Chaldéens sous le nom de *Déléphat*, par les

Babyloniens sous celui de *Salambô*, par les Sarrasins sous celui de *Cabar*. En Syrie et en Phénicie, on l'appelait *Astarté* ou *Asséra*; en Arménie, *Anaïtis* ou *Anaïs*. A Ascalon et à Joppé, c'était *Dercéto*. Celle-ci était représentée sous la forme d'une femme dont la partie inférieure se terminait en queue de poisson.

Dans le principe, Mithra ou Mylitta ne fut autre chose que la Vénus céleste ou l'amour principe de la génération. Dans plusieurs dialectes de l'Orient, Mithra signifie, en effet, lumière et amour. Selon Hérodote, les Perses reçurent ce culte des Indiens et le transmirent aux peuples de la Cilicie.

M. de Hammer considère Mithra comme le génie du soleil, l'*Ized*. Le nom de ce génie que les Grecs écrivaient Μίθρας est *Mihr*; et ce mot en persan signifie encore l'*Ized*, le soleil et l'amour.

C'est en Chaldée que le culte de Mylitta prit naissance, et de là il se propagea chez les nations voisines. Il consacra partout la forme religieuse de la prostitution, et dégénéra bientôt en cyniques débauches qui s'accomplissaient publiquement dans le milieu des temples élevés à la déesse. Hérodote, le père de la tradition historique, nous a initiés aux pratiques du culte de Mylitta qui caractérisent ce qu'on désigne sous le nom de Prostitution sacrée. Il dit :

« Les filles de Babylone sont obligées de se livrer une fois dans leur vie, et pour de l'argent, à un homme étranger, dans le temple de Mylitta. Les femmes de distinction, dédaignant de se voir confondues avec les autres, à cause de l'orgueil que leur inspirent leurs richesses, se font porter devant le temple dans des chars couverts. Là, elles se tiennent assises, ayant derrière elles un grand nombre de domestiques qui les protègent contre les attouchements des prêtres. Mais la plupart se placent dans les environs du temple avec une couronne de fleurs autour de la tête. On voit, dit l'historien, en tous sens, des allées séparées par des cordages tendus; les étrangers se promènent dans ces allées et choisissent les femmes qui leur plaisent. Quand une femme a pris place en ce lieu, elle ne peut s'en aller qu'après que quelque étranger ait eu commerce avec elle hors du lieu sacré, et lui ait donné de l'argent, en disant : J'invoque la déesse Mylitta. Quelque modique que soit la somme, il n'éprouvera pas de refus, la loi le défend, car cet argent devient sacré. Elle suit donc le premier qui lui jette de l'argent, et il ne lui est permis de repousser personne. Enfin, quand elle s'est acquittée de ce qu'elle devait à la déesse, elle retourne chez elle. Après cela, ni promesses, ni dons, quelque grands qu'ils soient, ne peuvent plus la conduire dans les bras d'un étranger. Celles qui ont en partage une taille élégante et de la beauté ne font pas un long séjour dans le temple, mais les laides y restent davantage parce qu'elles ne peuvent satisfaire à la loi. Il y en a même qui y demeurent trois ou quatre ans (1). »

Les philosophes et les historiens ont recherché l'origine de cette coutume de livrer la virginité des femmes au trafic le plus immoral avec des étrangers, — coutume qui n'existait pas seulement chez les Babyloniens, mais encore chez tous les peuples de l'Asie-Mineure qui connurent le culte de Mylitta. On a attribué cette forme de prostitution sacrée à la croyance répandue chez les anciens peuples de l'Asie, que les prémices de toutes choses devaient être consacrées à la divinité, et que, par conséquent, la virginité des femmes devait revenir à la déesse de l'amour. Mais, si c'était un acte religieux, pourquoi conviait-on à cette cérémonie des étrangers officieusement prévenus d'avoir à donner de l'argent aux filles qui leur offraient leur virginité?

On a invoqué aussi, pour expliquer la défloraison des vierges asiatiques, l'idée d'impureté attachée au sang qui s'écoule après la rupture de l'hymen. Mais c'est là une affirmation qui n'a jamais été prouvée par un texte authentique. Si le sang du premier coït avait été considéré comme réellement impur par les dogmes religieux, pourquoi les prêtres se chargeaient-ils de la besogne pour les gens de qualité (2). N'y avait-il pas, d'ailleurs, le Phallou et autres Priapes en bois destinés à rompre la membrane virginale? Notre opinion

(1) *Hérodote. Lib.* 1, *paragr.* 199.

(2) Sonnerat raconte que, dans son *Voyage aux Indes orientales*, le roi

est qu'il s'agissait avant tout d'une question d'argent, et que les marchands étrangers, qui vivaient dans les ports, payaient largement cette virginité, classée comme le principal revenu des temples et des familles pauvres. On en trouve la preuve dans les cérémonies nuptiales de certaines tribus : « Chez les Nasamons, peuplade de Lydie, raconte Hérodote, la première nuit de ses noces, la mariée accorde ses faveurs à tous les convives, et chacun lui fait un présent qu'il a apporté de sa maison(1). » Le trafic de la virginité a depuis longtemps rapporté des dots aux filles qui n'en avaient pas. Les autres, celles des classes privilégiées, avaient la ressource d'entretenir dans le temple de la déesse des esclaves, connues sous le nom d'*hiérodules permanentes*, qui se chargeaient d'acquitter pour elles le tribut de la prostitution sacrée.

C'est ainsi que Vénus perdit son caractère de déesse de la génération pour devenir la protectrice de l'amour impudique. Les temples et les bosquets cessèrent d'être les endroits où les deux sexes se réunissaient dans le but de la procréation, et finirent par devenir des lieux de libertinage. Les offrandes ne furent plus que le tribut payé à la prostitution ; les temples devinrent de véritables maisons publiques dans lesquelles les prêtresses de Mylitta ou d'Astarté remplissaient le rôle de prostituées officielles, sous les yeux des prêtres et sous le manteau de la religion.

D'ailleurs, la prostitution des vierges ne fut que le prélude de la prostitution des femmes, et c'est ainsi que le temple de Mylitta, à Babylone, devint trop petit pour contenir tous les adorateurs de la déesse ; mais il y avait à l'entour de ce temple une vaste enceinte qui en faisait partie et qui renfermait des édicules, des bocages, des bassins, des jardins : c'était là le champ de la prostitution, dit Pierre Dufour. Les femmes qui s'y abandonnaient se trouvaient sur un terrain sacré où l'œil d'un père ou d'un mari ne venait pas les troubler. Hérodote et Strabon ne parlent pas de la part que se réservaient les prêtres dans les offrandes des pieuses adoratrices de My-

de Calicut donne à son prêtre principal 500 écus pour dénouer à ses femmes la ceinture de Vénus.

(1) *Herodote. Lib. IV, cap. 172.*

litta; mais le prophète Baruch nous représente ceux-ci comme *des gens qui ne se refusaient rien.*

La prostitution sacrée amena rapidement la dégénérescence des mœurs à Babylone. Cette ville immense, de plusieurs millions d'hommes, fut livrée aux plus incroyables débauches. Quinte-Curce, dans son *Histoire d'Alexandre-le-Grand*, a tracé le tableau du libertinage de la grande cité assyrienne: « Il n'était rien de plus corrompu que ce peuple, dit-il, rien de plus savant dans l'art des plaisirs et des voluptés. Les pères et les mères souffraient que leurs filles se prostituassent à leurs hôtes pour de l'argent, et les maris n'étaient pas moins indulgents à l'égard de leurs femmes. Les Babyloniens se plongeaient surtout dans l'ivrognerie et dans les désordres qui la suivent. Les femmes qui assistaient à leurs banquets quittaient leurs robes, puis le reste de leurs habits l'un après l'autre, dépouillant peu à peu la pudeur jusqu'à ce qu'elles fussent toutes nues. Et ce n'étaient pas des femmes publiques qui s'abandonnaient ainsi; c'étaient les dames les plus qualifiées, aussi bien que leurs filles. »

Le culte de Mylitta ne tarda pas à se propager dans toute l'Asie occidentale, apportant dans tous les pays le principe de la prostitution sacrée, le secret de la débauche publique que les peuples acceptaient avec enthousiasme, sous un nom différent et avec quelques adaptations à leurs coutumes particulières.

En Arménie, par exemple, Anaïtis eut un temple dont les dépendances étaient réservées aux jeunes filles du pays qui se consacraient au culte. Les étrangers étaient admis dans ce sérail où les attendaient, moyennant une rétribution, les faveurs des filles arméniennes. Strabon ajoute qu'on avait soin d'assortir, autant que possible, l'âge, la figure et la condition des amants, pour complaire à Anaïtis. Après un certain temps passé dans le temple, les parents allaient chercher leurs filles et les mariaient, avec d'autant plus de facilité qu'elles avaient eu plus de succès dans leurs fonctions de prêtresses de l'amour.

Nous savons qu'en Syrie et en Phénicie, la déesse portait

le nom d'Astarté ou d'Asséra; de même Phallou prit celui d'Adonis, son amant, qui représentait la nature mâle, et dont le culte fut réservé aux femmes, jusqu'à ce que Astarté eût pris, dans ses statues, les doubles attributs sexuels de l'homme et de la femme. Dans les fêtes de nuit de la *bonne déesse*, la prostitution prenait un caractère de satyriasis et de nymphomanie impossible à décrire. Hommes et femmes se travestissaient et se livraient à tous les excès vénériens, au son de la musique et des tambours, en présence des prêtres qui dirigeaient eux-mêmes les cérémonies.

Dans les fêtes funèbres consacrées à Adonis, toutes les femmes étaient tenues de se faire couper les cheveux ou de se livrer pendant un jour aux étrangers, en l'honneur de la déesse, en présence de la statue du dieu, garnie, pour la circonstance, d'un nombre illimité de *phalli* de différentes grandeurs. Elles s'abandonnaient à ce trafic honteux, dit Lucien, autant de fois qu'on voulait les payer. Et tout l'argent que produisait cette prostitution publique était affecté à des sacrifices offerts à Anaïtis.

Ce culte, qui déifiait les jouissances vénériennes, avait envahi progressivement toutes les contrées du monde ancien ; il avait été apporté par les marchands phéniciens, qui avaient des relations commerciales avec les villes de l'Orient. Nous le retrouvons dans le Pont, à Zéla et à Comones, à Sidon, à Ascalon, sur le territoire de Carthage, et en général sur tout le littoral habité de la mer. Partout on élevait à la Vénus du pays des temples qu'on avait soin de placer sur les hauteurs, en vue de la mer, afin d'indiquer aux navigateurs la demeure de la déesse, où les attendaient les jeunes filles qui avaient à accomplir leur stage d'amour avant leur mariage, et à gagner une dot toujours acceptée avec empressement par des maris peu scrupuleux.

C'est chez les Lydiens qu'on commença d'abord à voir nettement la prostitution perdre son caractère sacré. La débauche des filles et des femmes n'avait pour but que l'argent qu'elles y gagnaient. Macrobe et Athénée ont fait le récit des mœurs érotiques des Lydiens, récit reproduit par Pierre Dufour dans les termes suivants : « Ils avaient dans leurs armées une foule de danseuses et de musiciennes, merveilleusement exercées dans l'art de la volupté. La musique devint alors l'aiguillon du libertinage et il n'y eut pas de grand repas où l'ivresse et la débauche ne fussent sollicitées par les sons des instruments, par les chants obscènes et les danses lascives des courtisanes. Ce honteux spectacle, ces préludes de l'orgie sans frein, les anciens Perses ne les épargnèrent pas même aux regards de leurs femmes et de leurs filles légitimes, qui venaient prendre place au festin, sans voile et couronnées de fleurs. Echauffées par le vin, animées par la musique, exaltées par a pantomime voluptueuse des musiciennes, ces vierges, ces matrones, ces épouses perdaient bientôt toute retenue, et, la coupe à la main, acceptaient, échangeaient, provoquaient les défis les plus déshonnêtes, en présence de leurs pères, de leurs maris, de leurs frères, de leurs enfants. Les âges, les sexes, les rangs se confondaient sous l'empire d'un vertige général; les chants, les cris, les danses redoublaient. Une horrible promiscuité s'emparait alors de la salle du festin qui devenait un infâme *dictérion.* Le banquet et les intermèdes libidineux se prolongeaient de la sorte jusqu'à ce que l'aurore fît pâlir les torches et que les convives demi-nus, tombassent pêle-mêle endormis sur leurs lits d'argent et d'ivoire. »

Hérodote s'est étendu assez longuement sur la prostitution légale des Lydiens. Pour dépeindre le genre de vie de leurs filles, il s'est servi de ces mots qui ne prêtent à aucune équivoque : ενεργα σεμεναι παιδισκαι que Henri Heine a traduits : *Ces filles font leur métier horizontalement*. Strabon en a dit autant des Arméniennes. Et quant aux Phéniciens, voici ce qu'en a dit saint Augustin, d'après Anthénagoros : *Veneri etiam Phœnices donum dabant de prostitutione filiarum, antequam jungerent eas viro.*

Telle est l'histoire de la prostitution dans l'Asie occidentale d'après les monuments écrits. Les témoignages des auteurs se trouveront corroborés par ceux des monuments figurés, dans le chapitre consacré spécialement aux travaux des [illegible] à la Prostitution dans l'Antiquité.

LA PROSTITUTION EN EGYPTE

Le culte de Priape, Isis et Osiris (1)

Les prêtres de l'antique Egypte enseignaient qu'au printemps, quand le Soleil-Osiris ramène la vie à la nature, la fécondité à la terre et aux animaux, il entre dans la constellation du Taureau. Osiris devait donc, dans la langue parlée à Memphis, avoir pour emblème le Taureau, *Apis*; et Isis, la terre, celui d'une vache. En ajoutant au mot *Apis* le préfixe *re*, qui indique une chose sacrée, on fit *Priape*, qui désigna les parties sacrées d'Osiris. Cette explication est donnée par Dulaure et s'appuie sur un long travail d'érudition qu'il serait trop long de rapporter. Hérodote dit d'ailleurs que « les Egyptiens avaient inventé des figures humaines auxquelles on adjoignait une partie génitale aussi longue que le corps, et ce priape démesuré était le simulacre dû bœuf. »

L'abbé Mignot, d'après ses *Recherches sur les antiquités religieuses des Assyriens et des Phéniciens*, pense que le culte de Priape est originaire de l'Assyrie et de la Chaldée, où il était connu sous le nom de *Phallou*. C'est de ce pays qu'il serait venu en Egypte, où il persista jusqu'au 4e siècle de notre ère.

Aux fêtes d'Osiris, on portait un Priape en procession dans les campagnes, pour obtenir des moissons abondantes : les prêtres le faisaient mouvoir à l'aide d'un ressort comprimé par une corde. Cette cérémonie fut retrouvée en 1787 au Congo, par M. de Grandpré; Plutarque en avait fait mention dans ces lignes suivantes : « On célébrait la naissance du dieu Soleil-Osiris, à l'équinoxe du printemps. On promenait sa

(1) Ce sont les Grecs qui ont transformé les noms égyptiens Isheth et Osireth en Isis et Osiris.

figure dont le phallus était triple de la dimension de son corps car ce dieu est le principe de la génération, et tout principe par sa faculté productive, multiplie tout ce qui sort de lui.

Les Egyptiennes devaient se découvrir publiquement, dit aussi Hérodote, devant le taureau Apis nouvellement élu, car cet hommage rendu au représentant du dieu devait les préserver de la stérilité.

Dans le même but, elles portaient des amulettes représentant la forme priapique, comme l'a dit Michel Montaigne : « *Les dames égyptiennes, en la fête des Bacchanales, en portaient au cou, de bois exquisément formé, grand et pesant, chacun selon sa force aultre que la statue de leur dieu en représentait un qui surpassait en mesure le reste du corps.*

Pour comprendre ces mœurs, il faut se rendre compte que le premier sentiment religieux des hommes, au sortir de l'état sauvage, fut l'adoration des forces mystérieuses qui tendent à la propagation de l'espèce. Ils adorent le soleil; et, chez tous les peuples de l'Antiquité, le soleil fut considéré comme le principe du feu, le feu comme le principe de la génération, et les organes sexuels, comme les attributs de la divinité qui féconde la nature. Toutes ces idées se confondent les unes dans les autres et donnent naissance aux mêmes cultes.

La Prostitution religieuse fut apportée en Egypte par les Chaldéens et autres peuples de l'Asie occidentale. La nature ardente des Egyptiennes s'y prêtait d'ailleurs autant que leur insatiable cupidité; et sa propagation se répandit d'autant plus facilement qu'elle trouva dans les prêtres des auxiliaires puissants et directement intéressés. Ceux-ci déifièrent donc le soleil ou Osiris, comme le représentant de la nature mâle, et la terre ou Isis comme le principe de la nature femelle. « Dans es cérémonies, dit Pierre Dufour, les prêtres de la déesse portaient le *van* mystique, qui reçoit le grain et le son, mais qui ne garde que le premier en rejetant le second. Les prêtres du dieu portaient le *tau* sacré ou la clef, qui ouvre les serrures

(1) Les Egyptiens sont d'origine asiatique. Par leur type autant que par leur langage, ils se rattachaient aux populations blanches de l'Asie occidentale. *Maspéro.*

les mieux fermées. Ce tau figurait l'organe de l'homme; ce van l'organe de la femme. Il y avait encore l'œil, avec ou sans sourcil, qui se plaçait à côté du tau dans les attributs d'Osiris, pour simuler le rapport des deux sexes. De même aux fêtes d'Isis, immédiatement après la vache nourricière, des jeunes filles consacrées, qu'on nommait *Cistophores*, tenaient la ciste mystique, et près d'elles se tenait une prêtresse qui portai dans son sein une urne d'or dans laquelle se trouvait le Phallus, qui était, selon Apulée, « l'adorable image de la divinité suprême et l'instrument des plaisirs les plus secrets. »

« La Prostitution sacrée devait, dans un pareil culte, avoir la plus large extension ; mais elle était certainement, du moins dans les premiers âges, réservée aux prêtres qui en faisaient un des revenus les plus productifs de leurs autels.

« Elle régnait avec impudeur dans ces initiations auxquelles il fallait préluder par les ablutions, le repos et la continence. Le dieu et la déesse avaient remis leurs pleins pouvoirs à des ministres qui en usaient tout matériellement. Epiphane dit positivement que ces cérémonies occultes faisaient allusion aux mœurs des hommes avant l'établissement de la Société. C'étaient donc la promiscuité des sexes et tous les débordements du libertinage le plus grossier. »

L'étude des monuments écrits et figurés de l'histoire de l'Antiquité ne laisse aucun doute sur l'authenticité de ces mœurs licencieuses.

D'après Strabon, les plus belles vierges étaient offertes au dieu égyptien auquel elles devaient se livrer par l'intermédiaire de ses ministres. On les mariait ensuite. Mais là ne se bornaient pas les bénéfices des prêtres d'Isis. Ils initiaient les néophytes des deux sexes aux secrets du libertinage le plus xcessif, dans des cérémonies qui se passaient autour des emples et dans les souterrains qui communiquaient avec l'intérieur. Hérodote dit que tous les ans 700,000 pèlerins 'enaient se faire initier à Bubastis, pendant les fêtes d'Isis. ette prostitution sacrée, on pourrait dire cette folie de la ubricité sacrée, était la source des revenus considérables our les autels de la déesse, revenus que se partageaient les prêtres qui, seuls, tenaient d'elle les pouvoirs nécessaires à l'initiation aux mystères.

En raison de la corruption des mœurs égyptiennes, qui fut la conséquence fatale des pratiques religieuses du culte d'Osiris, la prostitution devint banale à ce point que, pour connaître le voleur qui lui avait dérobé une partie de son trésor, Ramsès prostitua sa propre fille dans un lieu de débauche fréquenté par les pires bandits de son royaume, vis-à-vis desquels elle jouait le rôle d'espionne. Un autre roi, Chéops, sacrifia également sa fille pour se procurer les fonds nécessaires à l'achèvement de la grande pyramide. Hérodote rapporte ainsi le fait : « Epuisé par des dépenses incalculables de vingt années de travail, Chéops en vint à ce point d'infamie de prostituer sa fille dans un lieu de débauche, et de lui ordonner de tirer de ses amants toutes les sommes d'argent qu'elle pourrait. J'ignore à quel taux montèrent ces sommes ; les prêtres ne me l'ont pas dit. Non seulement elle exécuta les ordres de son père, mais elle voulut aussi laisser elle-même un monument. Elle pria donc tous ceux qui venaient la voir de lui donner chacun une pierre pour des ouvrages qu'elle méditait. Ce fut de ces pierres, me dirent les prêtres, qu'on bâtit la pyramide qui est au milieu des trois. »

En comptant les pierres de ces monuments, les archéologues pourront se rendre compte du nombre des faveurs princières accordées par la fille de Chéops aux sujets de son royal père, étant donné que sa pyramide a 147 mètres de hauteur.

L'histoire nous a conservé les noms de plusieurs courtisanes célèbres de l'Egypte et particulièrement celles de la ville de Naucratis : Citons *Rhodopis*, qui fit élever la pyramide de Mycérinus. En raison de sa beauté, elle acquit des richesses immenses de ses nombreux amants parmi lesquels il faut citer *Charaxus* de Mytilène, le frère de la fameuse Sapho ; après elle ce fut *Archidice*, qui cotait ses faveurs à un prix tellement élevé qu'il fallait une fortune pour les obtenir. Dans les notes de Larcher on trouve sur cette femme l'anecdote suivante : Un jeune Égyptien qui n'avait qu'une fortune médiocre, éperdûment épris d'elle, mit à sa disposition, pour une nuit d'amour, tout ce qu'il possédait. Archidice dédaigna son offre. Notre amoureux au désespoir sollicita Vénus de lui donner en songe les faveurs que la belle lui refusait en réalité. Ses vœux furent exaucés, mais l'avide courtisane ayant appris la chose, assigna son soupirant devant les juges en payement du prix de ce voluptueux songe. Les magistrats les renvoyèrent dos à dos, en conseillant sagement à la belle Archidice de demander à la même déesse de voir en songe l'argent qu'elle réclamait à son fictif amant.

La prostitution légale, comme on le voit, fut de tout temps reconnue en Egypte, et traitée avec la même tolérance que la prostitution sacrée. Les Ptolémées firent plus encore; ils favorisèrent les courtisanes célèbres au point de leur donner, comme le fit Ptolémée Philadelphe, certaines fonctions à la cour. Avec la protection des rois d'un côté, et les encouragements intéressés des prêtres de l'autre, il n'y a donc rien d'étonnant que ces courtisanes égyptiennes, avec leurs talents incomparables d'exciter les passions, aient acquis la réputation qui leur a été faite par tous les historiens.

Elles eurent pour rivales, cependant, quelques hétaires grecques, qui obtinrent de grands succès d'argent auprès des princes égyptiens, comme nous le verrons dans le chapitre consacré aux hétaires d'Athènes et de Corinthe. D'ailleurs, les reines et les princesses de Thèbes et de Memphis n'avaient pas d'éloignement pour la prostitution, et trouvaient même tout naturel de tirer un parti avantageux de leurs charmes et de leurs royales amours. Telle fut la reine Cléopâtre, célèbre par sa beauté autant que par ses crimes. César paya ses faveurs en lui rendant le trône d'Egypte, Antoine les obtint, à son tour, en lui abandonnant quelques provinces romaines d'Orient. Qu'aurait-elle exigé d'Octave, si le vainqueur d'Actium avait consenti à succéder, dans les bonnes grâces de la fille des Lagides, à César et à Antoine?... Mais elle avait déjà trente-neuf ans, et à cet âge, on réussit rarement à séduire un énéral victorieux. Elle l'avait bien compris, quand ell bandonna son sein à la dent mortelle du céraste.

On sait qu'il y avait en Orient, et particulièrement en

Egypte, une classe de femmes, semblables aux Bayadères de l'Inde, formant, comme elles, une corporation de danseuses, de cantatrices et de musiciennes. C'étaient les *Almées*, de l'arabe *Almeh* qui veut dire *savantes*. Leurs chants étaient surtout érotiques, et quoique reçues dans les cérémonies de famille, elles appartenaient à la classe des grandes courtisanes. Celles qui se montraient au peuple portaient le nom de *Gawasi*. On pouvait épouser les unes et les autres sans déshonneur : la morale ne s'y opposait pas, et la religion pas davantage.

Il n'y avait pas d'ailleurs de fêtes sans elles, point de festins dont elles ne fassent l'ornement (1). Savary ajoute :

« La souplesse de leur corps est inconcevable. On est étonné de la mobilité de leur traits, auxquels elles donnent à volonté l'impression convenable au rôle qu'elles jouent. Souvent l'indécence de leurs attitudes est portée à l'excès. Les regards, les gestes, tout parle, mais d'une manière si expressive, qu'il n'est pas possible de s'y méprendre.

« Au commencement de la danse, elles quittent, avec leurs voiles, la pudeur de leur sexe. Une longue robe de soie très légère descend sur leurs talons; une riche ceinture les serre mollement; de longs cheveux noirs, tressés et parfumés flottent sur leurs épaules; une chemise transparente comme la gaze, voile à peine leur sein. A mesure qu'elles se mettent en mouvement, les formes, les contours de leurs corps semblent se détacher successivement. Le son de la flûte, du tambour, et des cymbales, règle leurs pas et presse ou ralentit la mesure. Des paroles propres à ces sortes de scènes les animent encore; elles paraissent dans l'ivresse : ce sont des bacchantes dans le délire. C'est alors qu'oubliant toute retenue, elles s'abandonnent entièrement au désordre de leurs sens. » Les Hébreux, auxquels les goûts égyptiens étaient devenus naturels par une longue habitude en Egypte, avaient aussi des *Almeh*. Il paraît qu'à Jérusalem, comme au grand Caire, elles donnaient des leçons aux femmes. Saint-Marc

(1) Savary, voyage en Egypte.

nous a conservé un fait qui prouve combien la danse orientale avait d'empire sur le cœur des hommes :

Hérode-Antipas célébrait le jour de sa naissance au milieu d'un banquet somptueux où il avait rassemblé les chefs de la nation, les tribuns et les princes de la Galilée. Tandis que les convives étaient à table, Salomé, la fille d'Hériodiade entra, et dansa devant eux, à la manière du pays. Toute l'Assemblée applaudit aux grâces qu'elle avait déployées. Le roi enchanté jura qu'il lui donnerait ce qu'elle demanderait, fût-ce la moitié de son royaume. Pressée par sa mère, la jeune Salomé demanda la tête de Jean-Baptiste, et l'obtint.

Les *Almeh* assistent encore aujourd'hui aux cérémonies du mariage; elles marchent devant la mariée, en jouant des instruments. Mais les grandes *Almeh* ne vont guère que chez les princes et les gens riches et font payer cher leurs séances. Un poète a écrit pour elles ces vers, qui ne sont qu'une traduction libre d'une ode orientale:

Viens donc, céleste almée,
Ma houri bien-aimée;
Viens, au déclin du jour,
Sous le vieux sycomore.
Les doux parfums et la chanson du Maure,
Fathma! Fathma! me font rêver d'amour...

Les *Almeh* étaient dressées au rôle qu'on leur réservait dans la société. On les choisissait parmi les plus belles et les plus nobles filles du pays. Salomé était la propre nièce d'Hérode, et cependant on ne la désignait que sous le nom de Salomé *la danseuse*. On donnait à ces courtisanes une grande instruction : la musique, le chant, la littérature formaient la base de leur éducation. Elles improvisaient des vers, qui n'étaient que des chants d'amour, ne respirant que la passion et la volupté des sens, les seules choses peut-être qu'on ne devait pas juger bien nécessaire de faire entrer dans le programme de leurs études, — pour qu'elles soient *savantes* dans l'art de Vénus!

LA PROSTITUTION CHEZ LES HÉBREUX

Le culte de Baal

C'est avec raison que A. Béraud a dit que la Prostitution remonte à l'origine du monde, et qu'elle se lie aux pratiques des religions les plus anciennes.

La Genèse nous montre Agar se prostituant à Abraham, les deux filles de Loth se prostituant à leur père, après l'avoir enivré, Lia et Rachel prostituant leurs servantes à Jacob, Béla concubine de Jacob se prostituant au fils, à Ruben, Thamar se prostituant à Judas, son beau-père.

Les Patriarches furent les premiers à donner l'exemple de la débauche et de la lubricité de leurs enfants.

Mais quand ils quittèrent l'Egypte, sous la conduite de Moïse, les Hébreux étaient bien autrement corrompus par le contact qu'ils avaient eu avec les adorateurs d'Isis et d'Osiris. Pendant les quarante années qu'ils séjournèrent dans le désert, ils eurent des relations avec d'autres peuples beaucoup plus dépravés encore que les Egyptiens, car tous étaient initiés aux cultes des dieux asiatiques, de Baal et de Mylitta.

Moïse comprit alors combien il serait difficile de mettre obstacle aux instincts pervers de son peuple. Il fit tous ses efforts, au nom des pouvoirs dictatoriaux et religieux, qu'il disait tenir de Jéhovah, pour prévenir leurs tendances au libertinage que leur offrait le culte des idoles. Au mont Sinaï, il leur dit : « Vous ne paillarderez point, vous ne convoiterez pas la femme de votre voisin. » Dans l'*Exode*, il se trouve dans l'obligation de leur dire encore : « Celui qui aura eu des rapports charnels avec une bête de somme, sera puni de mort. Vous n'aurez pas de relations sexuelles avec un mâle, comme avec une femme, car c'est une abomination. Vous ne cohabiterez pas avec une bête et vous ne vous souillerez pas avec elle, la femme ne se prostituera pas à une bête et ne se mélangera pas avec elle, car c'est un forfait. »

Prévoyant l'influence néfaste que les Chananéens auraient sur les mœurs, il dit dans le *Lévitique*, au nom de son Dieu : « Vous ne suivrez pas les errements de ces nations, car elles ont pratiqué des infamies que je vous défends. Vous ne prostituerez pas votre fille, afin que la terre ne soit pas souillée ni remplie d'impureté. » Et dans le *Deutéronome* : « Il n'y aura pas de prostituées dans les filles d'Israël, ni de ruffians entre les fils d'Israël. »

En revanche, Moïse tolérait la prostitution légale avec des femmes étrangères. Lui-même donna l'exemple du concubinage avec une Ethiopienne. Dans ses sages prescriptions aux Hébreux, il n'avait pas seulement en vue de défendre la religion d'Abraham, mais encore de protéger la race juive déjà en partie dégénérée par les débauches. Comme principe d'hygiène autant que comme dogme philosophique, il défend la cohabitation de l'homme avec sa parente, sa mère ou belle-mère, sa sœur ou belle-sœur, sa fille, petite-fille ou belle-fille, sa tante maternelle ou paternelle, sa nièce ou sa cousine germaine. C'était bien la condamnation des unions consanguines qui abâtardissent les peuples qui s'y livrent.

C'est encore au nom de l'hygiène que la loi de Moïse défend le coït avec les femmes en état de menstruation, en raison des maladies qui affectent les organes génitaux de l'homme après e semblables rapports. « Ces Juives, dit Pierre Dufour, si elles qu'elles fussent avec leurs yeux noirs fendus en amande, vec leur bouche voluptueuse aux lèvres de corail et aux dents e perles, avec leur taille souple et cambrée, avec leur gorge rme et riche, avec tous les trésors de leurs formes potelées, aient affligées, s'il faut en croire Moïse, de secrètes infirmités e certains archéologues de la médecine ont voulu traiter mme les symptômes du mal vénérien. »

On ne peut contester cependant la nature vénérienne des *sécrètes infirmités* des belles Juives, en lisant le chapitre XV du *Lévitique* relatif *au flux qui découle de l'homme* : *Vir qui patitur fluxum seminis immundus erit ; et tunc indicabitur huic vitio subjacere, cum per singula momenta adhœserit carni ejus atque concreverit fœdus humor.*

Ce sont bien là les symptômes de la blennorrhagie, et c'est pour les hommes *qui découlaient*, suivant l'expression des traducteurs orthodoxes de la Bible, que Moïse avait recommandé aussi sévèrement l'habitude des ablutions et la désinfection de tous les vêtements souillés par eux.

Malgré toutes ces précautions prises par le législateur, la maladie vénérienne faisait de tels progrès chez les Juifs pendant leurs lentes pérégrinations dans le désert, que Moïse fut forcé de chasser du camp tous ceux qui en étaient atteints (*Nombres, Chap. V*).

C'est dans ces conditions de prédisposition aux affections spécifiques des organes génitaux urinaires, que les Hébreux arrivèrent à la terre promise occupée par les adorateurs de Baal-Péor, de Moloch, de Mylitta, d'Astarté et des autres dieux ou déesses de la prostitution sacrée et légale. Déjà, en traversant les pays habités par les Moabites, les Ammonites et les Syriens, ils avaient plus ou moins pris les mœurs, les croyances et les vices de ces peuples corrompus. Une dernière fois, Moïse essaye de les empêcher d'aller vers les idoles de la lubricité pour lesquelles ils avaient une force d'affinité considérable. Il leur dit : « Quiconque des fils d'Israël donnera de sa semence à Moloch, qu'il soit puni de mort, le peuple le lapidera. Tu n'offriras point dans le temple du Seigneur le salaire de la prostitution et le *prix du chien*, quel que soit le vœu que tu aies fait, parce que ces deux choses sont en abomination devant le Seigneur ton Dieu. »

Les menaces de Moïse furent vaines, malgré toutes ses défenses et ses objurgations.

Les Hébreux connurent le culte de Baal, et les accidents qui en étaient la conséquence fatale. Ouvrons, en effet, l'Ancien

Testament (1), et nous trouverons un document précieux pour l'histoire de la prostitution et de la syphilis dans les temp anciens :

« Israël demeurait à Sittim, où bientôt il commença à se livrer à la débauche avec les filles de Moab.

« Elles invitaient le peuple aux sacrifices offerts à leurs dieux, et celui-ci mangeait avec elles et adoraient ces mêmes dieux.

« Et Israël s'attacha à Baal-Péor : c'est alors que la colère de Jéhovah se fit sentir sur lui.

« Et Jéhovah dit à Moïse : Saisis tous les chefs du peuple ; et, pour calmer mon courroux, pends-les du côté du soleil, afin que ma colère se détourne d'Israël.

« Et Moïse parla ainsi aux juges d'Israël : Que chacun tue ceux de ses gens qui sont attachés à Baal-Péor.

« Et voilà qu'un des fils d'Israël amène en présence de ses frères une Médianite qui se mit à pleurer à la vue de Moïse et de toute l'assemblée.

« Ce que voyant, Pinchas, fils d'Eléasar, se leva, prit une lance, entra dans la chambre où étaient l'homme et la femme et les tua tous les deux.

« C'est ainsi que le fléau fut détourné des fils d'Israël, après avoir frappé 23,000 hommes (2).

« Cet homme d'Israël, qui avait été tué, s'appelait Simri, fils de Salus, prince d'une maison des Siméonites, le nom de la femme qui avait été tuée était Casbi, fille de Zur, chef d'une race de Médianites.

« Et Jéhovah dit à Moïse : Faites la guerre aux Médianites et détruisez-les, car ils vous en ont déclaré une par leur ruse, et ils vous ont trompés avec Baal-Péor et avec la fille d'un prince Midian, leur sœur, qui a été tuée au jour du fléau engendré par Baal-Péor.

« Et ils marchèrent contre Midian, comme Jéhovah l'avait ordonné à Moïse, et tuèrent tous les hommes. Les hommes

(1) *Traduction de Weltechap.* 25, *V.* 1-18.
(2) Dans sa lettre aux Corynthiens, chap. 10, vers. 8, Saint-Paul dit : Ne commettons pas le crime de fornication, comme quelques-uns d'eux le firent, et pour lequel 23.000 furent frappés en un seul jour.

d'Israël s'emparèrent des femmes des Médianites et de leurs troupeaux.

« Et Moïse indigné contre les chefs de l'armée, leur dit : Vous avez laissé vivre toutes les femmes! Eh bien! ce sont elles qui, sur le conseil de Piléam (1), ont été cause que les fils d'Israël ont péché contre Jéhovah, en sacrifiant à Péor, et que le fléau les a frappés.

« Et maintenant tuez tous les enfants du sexe masculin et *toutes les femmes qui ont connu un homme par le coït.* Mais vous laisserez vivre tous les enfants du sexe féminin qui ne connaissent pas les hommes de cette manière.

« Et vous coucherez hors du camp pendant sept jours, vous tous qui avez tué des hommes et touché des morts, et vous vous purgerez du péché le troisième et le septième jour, vous et vos prisonniers. Et vous purifierez tous les vêtements, tous les vases en cuir, tout ce qui est fait en poils de chèvre, et tous les ustensiles en bois.

« Le prêtre Eléasar parla ensuite ainsi aux soldats : C'est l'ordre que Jéhovah a donné à Moïse. L'or, l'argent, le cuivre, le fer, l'étain et le plomb, tout ce qui endure le feu, doit passer par le feu ; on purgera par l'eau de purification tout ce qui ne le supporte pas. Et vous laverez vos vêtements le septième jour et vous serez purifiés et pourrez retourner au camp. »

Les précautions prises furent probablement insuffisantes, car dans un autre passage de l'Ancien Testament, il est encore question du mal de Péor :

« N'était-ce pas assez d'avoir adoré Péor, qui a été cause du fléau qui a atteint la famille de Jéhovah, et dont nous ne sommes pas encore purifiés! » (2)

La propagation de la maladie se fit principalement par l'armée juive. Josèphe, historien et général, de la secte des

(1) Biléam était un magicien attaché à la personne de Balak, roi des Moabites. Il fut envoyé par son maître au-devant des Hébreux qui venaient d'Egypte, en rançonnant toutes les populations qui se trouvaient sur leur passage. Biléam avait pour mission de les détruire par son art, mais il se contenta d'aller au-devant d'eux et de leur offrir l'hospitalité des femmes moabites, qui devait les conduire à leur perte.

(2) *Josué chap. 22, verset 17.*

Pharisiens, dit très bien (1) que « la fornication était alors répandue dans toute l'armée et qu'il ne restait plus pour ainsi dire de vestiges des anciennes mœurs.... Le résultat des débauches des Juifs avec les filles des Moabites fut une maladie contagieuse, qui se communiquait aux parents du sujet infecté. »

Il est bien évident que cette maladie contagieuse ne pouvait être qu'une maladie vénérienne, puisque d'après les ordonnances de Moïse, elle provenait des relations sexuelles des Israélites avec les filles moabites, et que la cohabitation avec les filles vierges fut permise à ceux-ci. Or il faut que le mal ait sévi bien fortement pour que le grand législateur du peuple Hébreux ait ordonné le massacre des 23,000 prisonniers et la mise à mort de toutes les prisonnières (il y en avait 32,000), qui avaient eu des relations avec les hommes. Les vierges seules furent épargnées.

C'est après cette épidémie vénérienne, pendant laquelle les lois de l'hygiène avaient été oubliées par le peuple juif, que Josué, en arrivant dans la terre de Chanaan, ordonna au nom de Jéhovah de pratiquer la circoncision aux enfants d'Israël, opération qui se fit au début à l'aide de couteaux de pierre, sur le mont Araloth. Malgré cela, le mal de Péor, caractérisé par des écoulements impurs et des ulcères aux parties sexuelles, ne disparut pas complètement chez le peuple juif. La maladie fut entretenue par la prostitution des femmes, malgré les défenses les plus sévères de la religion. Elles ne se livraient pas dans les temples comme les femmes des Moabites, ne se prostituaient pas comme chez les autres peuples de l'Asie, suivant le culte de Mylitta, mais beaucoup d'entre elles faisaient le métier de femmes publiques, comme le prouvent plusieurs passages de l'Ancien Testament. Suivant le *livre des Rois* (2) il y avait dans le voisinage du temple, à Jérusalem, des cabanes en forme de cellules avec des images d'Astarté où les filles juives se prostituaient, pour de l'argent, en l'honneur de la déesse.

(1) *Antiquités judaïques. Lib.* IV, *chap.* 6.
(2) *Livre des Rois. Lib.* II, *chap.* 17, *verset* 30.

Comme on le voit, le peuple Hébreu a donc été l'un des agents de propagation de la syphilis et de la prostitution dans l'antiquité, comme tous les peuples asiatiques. Cette conclusion ne saurait être discutée, malgré les affirmations contraires qui se sont produites, et les prescriptions d'hygiène formulées par la religion juive.

De nombreux documents prouvent en effet que la prostitution jouissait chez les Israélites d'une entière liberté et n'était pas considérée comme infamante. Jephté, qui commanda leurs armées, comme généralissime, était le fils d'une courtisane, et sans nuire à ses intérêts, il put sacrifier la virginité de sa fille à Baal. C'est donc avec raison que tous les historiens ont affirmé que le « fléau de la prostitution resta toujours attaché comme la lèpre à la nation juive », malgré les dangers qu'elle présentait pour la santé publique, comme on peut le constater une fois de plus dans un chapitre des *Proverbes de Salomon*, où il est dit par ce roi mille fois polygame : « Le miel distille des lèvres d'une courtisane, sa bouche est plus douce que l'huile, mais elle laisse des traces plus amères que l'absinthe et plus aiguës que le glaive à deux tranchants... » Ces paroles pourraient bien être interprétées comme l'aveu d'un accident uréthral survenu à la suite d'une des nombreuses cérémonies érotiques (1) auxquelles assistait le monarque juif dans les temples d'Astarté et de Moloch.

Les faits historiques abondent d'ailleurs pour connaître le degré d'ignominie auquel arriva la prostitution chez les Hébreux. Les prophéties d'Ezéchiel ne nous montrent, dit Dufour « que mauvais lieux publics, que tentes de paillardise plantées sur tous les chemins, que maisons de scandale et d'impudicité; on n'aperçoit que courtisanes vêtues de soie

(1) Salomon adora Astarté, déesse des Sidoniens ; Camos, dieu des Moabites, et Moloch, dieu des Ammonites ; il érigea des temples et des statues à tous ces faux dieux, sur la montagne située en face de Jérusalem ; il les encensa et leur offrit d'impurs sacrifices. Ces sacrifices avaient pour prêtresses ses femmes et ses concubines. A cette époque, la prostitution avait une existence légale, autorisée, protégée chez le peuple juif. Les héroïnes du fameux jugement de Salomon étaient deux prostituées (*meretrices*) (Dufour).

et de broderie, étincelantes de joyaux, chargées de parfums, et on ne contemple que des scènes de fornication ! ! ! »

Voilà ce que les vices, l'idolâtrie, la prostitution, firent des fils d'Abraham, d'Isaac et de Jacob, malgré les sages et sévères prescriptions de Moïse.

LA PROSTITUTION EN GRÈCE

---

§ I. — Le culte de Vénus et de Phallus

Les Grecs, plus que tous les autres peuples peut-être, ont divinisé l'acte de la procréation ; ils n'ont pu concevoir les enivrements des plaisirs de l'amour que sous la protection mystérieuse d'un être divin aussi parfait par sa beauté physique que par les charmes de son esprit. Aussi les vit-on de toutes parts élever des temples à Vénus, dont le culte, sous les noms différents que leur esprit poétique et lascif la reconnut et la vénéra, est à la fois la glorification de l'amour dans la perfection plastique de la femme, et l'emblème des appétits vénériens. De là, les deux Vénus de Xénophon, la Vénus céleste, Ourani, dont le culte est chaste, et la Vénus humaine qui est impure.

Les Hellènes firent naître leur Vénus de l'écume de la mer, ce qui signifie, sans doute, a dit Bouillet, que son culte fut apporté en Grèce par des navigateurs étrangers. Tous les auteurs grecs, en effet, et Homère en particulier, attribuent au culte de Vénus une origine asiatique. De même, Hérodote et Pausanias s'accordent pour reconnaître que son importation en Grèce revient aux Phéniciens et aux Cypriens. Et toutes les traditions affirment la coïncidence des temps héroïques avec l'institution des mystères d'Astarté. Aussi est-ce avec raison que Vénus passait pour la plus ancienne des déesses, et que son culte était admis avant celui de Jupiter. Car en elle était l'idée de la vie, l'idée d'un être principe de tous les autres.

La tradition grecque nous raconte que les destins donnèrent à Vénus l'île de Chypre en apanage, pour y établir son empire, ce qui est la version poétique de l'introduction de la prostitution sacrée dans les îles de la mer intérieure par les Phéniciens. C'est à cette origine asiatique qu'il faut attribuer le caractère matérialiste du culte de Vénus dans les ports de mer de la Grèce. Mais le génie grec ne pouvait admettre ce culte grossier, et il établit une distinction bien marquée entre son Aphrodite-Ourani, Κουραφροδιτη, vierge et mère des dieux, présidant aux chastes amours avec la Pandémos des autres peuples, qu'on abandonnait aux ports, aux îles, et surtout à Chypre, avec l'Æros vulgaire. Le culte de la Vénus asiatique, dans son pèlerinage de l'Est à l'Ouest, suivait donc les côtes de la mer. Il suffit, en effet, pour avoir une idée de la marche de sa propagation, de connaître les villes où existaient des temples de la déesse, dont les plus célèbres étaient celui de Paphos où se rendait tous les ans beaucoup de monde pour la fête d'Aphrodite, celui de Samos construit avec l'argent des Hétaires, celui d'Hermione où se rendaient particulièrement les filles et les veuves avant leurs noces.

Strabon (1) raconte qu'il existait dans l'île de Cos, dans le temple d'Esculape, une image de Vénus Anadyomène ; et Pausanias (2) rapporte qu'il y eut à Epidaure, dans un bois, près du temple du même dieu, une chapelle d'Aphrodite. Ces indications permettent de supposer que les médecins de Cos possédaient quelques connaissances sur les affections génitales. Bottinger (3) croit que la plus ancienne médecine des Grecs est sortie des hôpitaux et des lazarets que les Phéniciens avaient établis dans l'île de Cos, à Egine, sur la côte du Péloponèse, et surtout à Epidaure. Il est donc probable que ces établissements étaient, au commencement, placés sous la protection de la divinité vénérienne, jusqu'à ce que celle-ci fut remplacée par Esculape. Telle est l'opinion de Rosenbaum.

En résumé, Vénus fut adorée par toute la Grèce, mais d'abord à Paphos, dans l'île de Chypre, et à Cythère, d'où les noms de CYPRIS, de PAPHEIA, de CYTHÉRÉE. On l'appelait

(1) Strabon, *lib.* XIV, p. 657.
(2) Pausanias, *lib.* 2, *cap.* 27.
(3) Bottinger, *Ideen zur Kunst-Mythologie.* Dresde, 1826.

également ANADYOMÈNE, en tant que sortant des eaux, et GÉNÉTYLLIDE comme présidant à la génération. On reconnaissait dans la VÉNUS-OURANIE, la déesse de l'amour platonique et des sciences, et on l'opposait en cela à *Vénus-Pandémos*, πανδημος, c'est-à-dire populaire ou publique, qui était la personnification de la prostitution. L'amour chez les Grecs n'était pas cependant tout à fait platonique, comme nous le verrons.

Les statues de Vénus étaient nombreuses; chaque ville en comptait souvent plusieurs. Elles rappelaient quelquefois par un surnom, un de ses attraits, ou une particularité de son culte. C'est ainsi qu'on la désignait sous les dénominations suivantes :

La *Vénus Peribasia* (l'argienne), qui signifie les jambes écartées, περιβασια, action de monter à califourchon.

La *Vénus Milania*, ou la noire, qui présidait aux mystères de la nuit amoureuse.

La *Vénus Mucheia*, déesse des repaires, des endroits les plus cachés de la maison.

La *Vénus armée*, le casque en tête et la haste à la main, rappelait à Sparte l'histoire des Lacédémoniennes défendant leur ville contre les Messéniens, pendant que leurs maris faisaient le siège de Messène. Les ennemis, trompant la vigilance des assiégeants, s'étaient portés, pendant la nuit, sur Sparte qu'ils espéraient surprendre. Mais les femmes, averties de leur marche, s'armèrent et repoussèrent l'attaque. Elles étaient encore sous les armes quand les Spartiates, accourus vers leur ville les reconnurent à temps; et le combat, qui fut livré, ne fut qu'une lutte amoureuse entre guerriers et guerrières, lutte énergique qui fut l'origine de la *Vénus armée*.

La *Vénus Callipyge*, qui a de belles fesses. Voici sur elle l'histoire que raconte M. de Villebrune, d'après Athénée : le temple de *Vénus Callipyge* dut son origine à un jugement qui n'eut pas autant d'éclat que celui de Pâris, car les parties n'étaient pas des déesses, et le juge n'eut pas à se prononcer entre trois. Deux sœurs, aux environs de Syracuse, en se baignant un jour, se disputèrent le prix de la beauté; un jeune Syracusain qui passait par là et qui vit les pièces du procès, sans être vu, fléchit le genou en terre, comme devant Vénus elle-même, et s'écria que l'aînée avait remporté la victoire. Les deux adversaires s'enfuirent à demi nues. Le jeune homme revint à Syracuse et raconta, encore agité par l'émotion, ce qu'il avait vu. Son frère, émerveillé à ce récit, déclara qu'il se contenterait de la cadette. Enfin, ils ramassèrent ce qu'ils avaient de plus précieux, et ils se rendirent chez le père des deux sœurs, en lui demandant de devenir ses gendres. La cadette, désolée et indignée d'avoir été vaincue, était tombée malade ; elle sollicita la revision de la cause, et les deux frères, d'un commun accord, proclamèrent qu'elles avaient toutes deux droit à la victoire, selon que le juge regardait l'une du côté droit et l'autre du côté gauche. Les deux sœurs épousèrent donc les deux frères et transportèrent à Syracuse une réputation de beauté qui ne fit que s'accroître. On les combla de présents, et elles amassèrent de si grands biens qu'elles purent ériger un temple à la déesse qui avait été la cause de leur fortune. La statue qu'on admirait dans ce temple participait à la fois des charmes secrets de chaque sœur, et la réunion de ces deux modèles en une seule figure avait formé le type parfait de la Vénus Callipyge, c'est-à-dire de la beauté matérielle du corps de la femme, des formes parfaites au point de vue de la statuaire.

Les temples de Vénus étaient souvent élevés aux frais des courtisanes, qui s'en considéraient comme les véritables prêtresses à l'époque de la prostitution sacrée, mais les principaux revenus des autels appartenaient aux prêtres dont elles n'étaient que les auxiliaires. Le temple de Corinthe était desservi par un grand nombre de courtisanes entretenues avec les fonds des fidèles et des adorateurs. On les appelait *hiérodules* ou *consacrées*, et elles avaient à remplir des fonctions sacerdotales (prières publiques à la déesse, processions, etc.), preuves irrécusables de la prostitution religieuse. Au culte e Vénus elles joignaient celui d'Adonis que l'amour de leur atronne avait déifié. Et ses fêtes, avant qu'elles ne fussent onfondues avec celles de Priape, étaient célébrées avec les plus grandes pompes ; elles attiraient un nombre considérable d'étrangers, qu'elles dépouillaient avec un art merveilleux, pour la gloire de Vénus et le profit de son clergé.

Le culte de Vénus ne fut pas le seul que l'Asie importa en Grèce ; le culte du dieu mâle s'y était introduit une première fois, lorsque les Pélasges envahirent le pays et y apportèrent leurs divinités. Celles-ci représentaient toutes les forces de la nature. Un de ces dieux était fait d'une tête d'homme posée sur une colonne environnée d'organes mâles ; on en fit Hermès. Un autre devint le Bacchus grec, lequel, d'après Aristophane, *guérit les Athéniens d'une affection très grave des parties sacrées.*

Le Priape égyptien vint également en Grèce. Dans son voyage, il avait guéri d'une maladie semblable à celle des Athéniens les habitants de Lampsacque, où depuis lors il fut adoré. D'après Hérodote et Lucien les femmes des bourgs et des villages avaient de lui des figures en cire appelées Νευροσπαστα, dont elles faisaient remuer à volonté l'organe monstrueux qu'il devait, d'après la mythologie, à Junon, déesse des accouchements.

Le Phallus de la Grèce venait du Phallou d'Assyrie, de même que le Priape tirait son origine d'Egypte. Comme dans ces contrées, les maladies auxquelles, dans leurs excès fonctionnels, sont sujets les organes génitaux des hommes et des femmes, portèrent les premiers Grecs à admettre de bons et mauvais génies présidant à toutes leurs sensations. Les idées de protection spéciale réclamée à ces êtres surnaturels, par l'intermédiaire des prêtres, devinrent naturellement, comme en Asie, le point de départ de la prostitution sacrée. C'était d'abord le Phallus de la statue ou celui du prêtre qui déflorait les vierges, comme un sacrifice que celles-ci devaient au dieu mâle. Puis on imagina le trafic du corps des filles, au profit des autels et quelquefois de compte à demi avec leurs familles.

De nombreuses légendes ont été racontées pour expliquer l'introduction du culte de Phallus en Grèce. Mais elles sont peu intéressantes et ne se rapportent qu'aux actes de sodomie enseignés par les prêtres des premières tribus qui vinrent se fixer dans le pays.

Dulaure, après les avoir rapportées dans tous leurs détails impudiques, ajoute cette juste réflexion : « C'était par ces contes obscènes, qui décèlent l'immoralité des temps auxquels ils ont été inventés, que les prêtres amusaient le peuple et le trompaient sur le véritable motif de l'introduction du culte de Phallus ; comme si de semblables mensonges devaient être plus profitables à la religion que des vérités simples dont la connaissance était réservée aux seuls initiés des plus hautes classes. »

Mais ne fallait-il pas que la prostitution sacrée des hommes et des femmes vînt servir leurs intérêts et enrichir leur oisiveté sacerdotale? Il en fut donc en Grèce comme en Egypte, comme dans l'Inde et dans l'Asie occidentale : les organes de la reproduction de la femme devinrent des valeurs sur lesquelles les gardiens des temples basèrent leurs spéculations immorales et les revenus de leurs autels : Que ceux qui écriront l'histoire des religions ne l'oublient pas.

§ II. — La prostitution légale en Grèce Les dictérions.

La prostitution sacrée ne dura qu'un certain temps : ses cérémonies obscènes et ses mystères cyniquement érotiques ne convenaient pas au caractère passionné et artistique des Grecs. Cependant leur mépris pour le culte de la Vénus asiatique les avait conduits à l'adultère, au concubinage et aux pratiques de l'amour antiphysique.

Donc, autant pour sauvegarder l'honneur des femmes et la pudeur des filles grecques, que pour prévenir les effets de la pédérastie des jeunes gens, Solon établit la prostitution légale, sous le contrôle de l'État. Il acheta, pour le compte de la République, des esclaves asiatiques, et les enferma, pour servir à la prostitution publique, dans des établissements appelés *dictérions*, situés à Athènes près du temple de Vénus Pandémos, dans les environs du port. Il en confia la direction à des hommes nommés *pornotropos*, chargés de la comptabilité de l'établissement vis-à-vis du trésor public, et de la taxe que chacune de ces filles pouvait réclamer de ses clients. Cette taxe, appelée *Mesthoma* (salaire), ou *Empolai* (gain), était tantôt de 8 *chalkoi*, 16 centimes, tantôt de 2 *diabolai*, 62 centimes. Le poète Philémon, pénétré de l'utilité de cette institution, s'exprime ainsi sur les dictérions d'Athènes : « O Solon, tu as été vraiment le bienfaiteur du genre humain, car on dit que c'est toi qui as, le premier, pensé à une chose très avantageuse au peuple, ou plutôt au salut public. Oui, c'est avec raison que je dis ceci, lorsque je considère notre ville pleine de jeunes gens d'un tempérament bouillant, et qui, en conséquence, les porterait à des excès intolérables. C'est pourquoi tu as acheté des femmes et les as placées dans des lieux où, pourvues de tout ce qui leur est nécessaire, elles deviennent communes à tous ceux qui en veulent. »

Bientôt le succès des dictérions municipaux et le besoin de la population mâle de la ville amena la fondation de dictérions libres montés par « *l'industrie privée* » et destinés à faire concurrence aux premiers. On vit donc un grand nombre de dictérions s'établir dans les faubourgs et sur le bord du Pirée, avec l'autorisation administrative, sous le nom de *kapailéia*. Quelques cabarets situés aux environs du port avaient également un certain nombre de femmes pour l'usage de leur clientèle. Mais comme la prostitution était considérée comme un commerce ou une industrie, ces établissements étaient sujets à l'impôt. Tous les ans, le fermage des dictérions libres, c'est-à-dire l'impôt de prostitution, *Thélos pornicon*, était mis aux enchères par les édiles des marchés, les *Agaranomoi*, sous la surveillance desquels les femmes (*dictériades*), et leurs proxénètes se trouvaient placés par la police. Ces maisons étaient indiquées par une enseigne placée au-dessus des portes, et qui n'était autre qu'un priape rouge aussi visible que les gros numéros de nos maisons de tolérance.

Naturellement, avec la corruption progressive des mœurs, on vit des dictérions s'établir dans l'intérieur de la ville et recevoir pour pensionnaires, non seulement des esclaves semblables à celles du port, qui ne parlaient que la langue de leur pays, mais des femmes grecques de basse condition Dans ces établissements, sur lesquels s'exerçait une sorte de police municipale, dit P. Dufour, rien n'était refusé aux regards et l'on étalait même avec complaisance tout ce qui pouvait recommander plus particulièrement les habitantes du lieu. Xédarque, dans son *Penthale*, et Eubulide dans son *Pannychi*, nous représentent ces femmes nues, se tenant debout rangées à la file dans le sanctuaire de la débauche, n'ayant pout tout vêtement que de longs voiles transparents, où l'œil ne rencontrait pas d'obstacles. Quelques-unes, par un raffinement de lubricité, avaient le visage voilé, le sein emprisonné dans un fin tissu qui en modelait la forme, et le reste du corps à découvert. D'après certains auteurs ce n'était pas le soir, mais le jour, en plein soleil *(in aprico stantes)* que les dictérions mettaient en évidence tous leurs trésors impudiques. Cet étalage de nudités servait d'enseigne aux maisons de débauche encore mieux que les phallus peints ou sculptés, qui en décoraient la porte ; mais, selon d'autres archéologues, on ne voyait ces spectacles voluptueux que dans l'intérieur des cours. La porte en était ouverte jour et nuit, un rideau aux couleurs éclatantes empêchait les passants de plonger leurs regards indiscrets dans l'intérieur. Derrière ce rideau se tenait une vieille Thessalienne, un peu sorcière, qui vendait des philtres et des parfums; elle avait pour fonctions d'introduire les visiteurs, de leur fournir des renseignements, et probablement de percevoir le prix des entrées.

Ce prix, dans les dictérions libres, n'était pas le même que dans ceux de l'État; et il variait suivant le luxe qu'on y rencontrait et la femme qu'on choisissait ; mais il était assez élevé et atteignait souvent un *stataire* d'or. 18 fr. 54. Aussi les grands dictérions de la Grèce rapportaient-ils de beaux bénéfices à ceux qui les tenaient et aux propriétaires des immeubles. La débauche publique a, de tous temps, enrichi beaucoup de gens peu scrupuleux sur l'origine de l'argent nécessaire à leur avidité.

Les dictérions grecs étaient considérés comme une institution tellement nécessaire au maintien des mœurs publiques qu'ils avaient été reconnus par les législateurs comme lieux d'asile. Ils étaient donc inviolables. Dans leur enceinte, l'homme marié ne pouvait être accusé d'adultère, le père ne pouvait y aller chercher ses fils, pas plus que le créancier y poursuivre son débiteur. Démosthènes le dit dans un de ses plaidoyers : « La loi ne permet pas de surprendre en adultère auprès des femmes qui sont dans un lieu de prostitution ou qui s'établissent pour faire le même trafic sur la place publique. » En résumé, les dictérions étaient placés sous la protection de la loi, comme établissements d'utilité publique, pour répondre aux besoins physiologiques des étrangers et des jeunes gens. C'était la part du feu offerte à l'immoralité et *à l'hygiène publique*. Car, dit P. Dufour, *on n'avait là aucun risque à courir, comme si la prévoyance de Solon eût joint un dispensaire à sa fondation*, — opinion contrôlée par cette citation du philosophe Eubulide : « C'est à ces belles filles que tu peux acheter du plaisir pour quelques écus, et cela *sans le moindre danger*. » La prostitution clandestine offrait donc déjà des dangers !

Pour se rendre compte de la valeur de l'Institution créée par Solon, il faut voir ce qu'étaient les mœurs à Sparte, où la prostitution légale n'existait pas. Les lois de son premier législateur, en rendant toutes les femmes à peu près communes, en bannissant la pudeur des jeux des jeunes Lacédémoniennes, remplacèrent par la licence dans toutes les classes sociales, la débauche publique établie chez les autres nations.

Lycurgue, préoccupé uniquement de faire des soldats robustes, ne connaissant et ne cherchant que l'entraînement des exercices militaires, des jeux athlétiques, du sport de la guerre (qu'on me permette ce néologisme), n'avait pas songé à réglementer la conduite des femmes. D'ailleurs, vertueuses ou infidèles, les femmes de Sparte n'avaient que peu d'empire sur ces hommes-soldats, qui n'appréciaient que l'honneur du champ de bataille et se trouvaient, par cela même, peu enclins aux séductions féminines.

Sous l'influence de ces idées, Sparte connut un genre de prostitution que l'on pourrait appeler callipédique ou patriotique. Les maris, dit H. d'Hancarville, amenaient dans le lit de leurs épouses des hommes de bonne mine pour avoir des enfants robustes et bien faits (1).

Cet état d'adultère social, qui régnait à Sparte, était la conséquence fatale du défaut de réglementation de la prostitution, et démontre l'utilité des lois de Solon, au point de vue de la morale et de l'hygiène publique. Ce fait a été compris de tous les législateurs, et c'est dans ce sens que les moralistes se sont prononcés sur cette importante question

(1) Cette espèce de prostitution est particulière à tous les peuples sauvages et n'est qu'une variété de la prostitution hospitalière. Ces peuples, qui attachent peu de prix à la retenue et à la chasteté des femmes, manquent d'idées et d'habitudes morales qui ne s'acquièrent que par l'état de société. Parmi certaines tribus du Kamtschatka, dit Sabatier, les hommes, lorsqu'ils reçoivent un ami chez eux, regardent comme un devoir indispensable de politesse, de lui offrir la jouissance de leurs femmes et de leurs filles : et ce serait faire un affront à son hôte que de refuser cette civilité.

Sur la côte de Guinée, et dans quelques îles de la mer du Sud, et dans plusieurs autres contrées du globe, les habitants sont dans l'usage d'offrir, pour quelques légers présents, leurs femmes aux étrangers qui passent dans leur pays.

Le Lapon, honteux de sa difformité, engage l'hôte qu'il reçoit à lui procurer des enfants d'une espèce moins faible et moins imparfaite.

Cook rapporte que les femmes de l'île de Pâques se prostituaient dans la même heure à une foule de matelots.

Chez les Jalofi, les Foulis, les Madingos et autres peuples d'Afrique, les nègres ne se trouvent qu'honorés que les blancs daignent coucher avec leurs femmes, leurs sœurs et leurs filles : ils les offrent souvent aux officiers des comptoirs.

A Juida, on consacre des filles au serpent fétiche, c'est-à-dire aux plaisirs des prêtres. Ceux-ci, dans certaines circonstances, ordonnent une prostitution générale pour rendre les dieux favorables.

Les premiers habitants du Mexique vivaient librement avec toutes les femmes jusqu'au jour du mariage.

Les Illinois, les Iroquois et autres peuples de l'Amérique septentrionale, ne gardent aucune mesure dans le commerce des femmes, qui sont aussi d'une lascivité sans bornes.

En Arabie, on voit sur les grands chemins des femmes qui s'offrent aux pèlerins qui vont à la Mecque, pour en avoir des enfants auxquels un pareil commerce imprime un caractère de sainteté. Sabatier.

d'hygiène sociale. C'est ainsi que saint Thomas a dit : « Retranchez les femmes publiques du sein de la société, la débauche la troublera par des désordres de tout genre. Les prostituées sont, dans une cité, ce qu'est un cloaque dans un palais ; supprimez le cloaque, le palais deviendra un lieu malpropre et infect. »

Quand on ne peut supprimer un abus, il faut chercher à le circonscrire et à en atténuer les conséquences.

§ III. — Les lois de la prostitution en Grèce.

Si l'on était tenté de reprocher à Solon un excès d'indulgence pour la faiblesse humaine, et de considérer comme immorale l'institution de la prostitution légale, l'ensemble de ses lois sur les mœurs dont il confia la garde au tribunal de l'Aréopage suffirait amplement pour le justifier. Ces lois étaient la sauvegarde du foyer domestique ; elles introduisaient la règle dans un abus, pour en éviter de plus grands, et organisaient la prostitution pour combattre la débauche.

Grâce à la sévérité de ces lois, la femme mariée fut mise ainsi à l'abri de la corruption. Elle resta pure dans un milieu saturé de tous les excès vénériens. Et, pour plus de sûreté encore, elle était surveillée par des magistrats appelés *gynécocosmes*, spécialement chargés d'épier leur conduite. En revanche, l'homme était libre : « Nous avons des courtisanes, disait Démosthènes, pour le plaisir, des concubines pour avoir soin de nos personnes (1), et des épouses pour nous donner des enfants et régler avec fidélité l'intérieur de nos maisons. » La morale moderne n'accepterait pas la proposition du grand orateur d'Athènes. Mais si l'on tient compte des tendances à la dépravation morale des peuples de l'antiquité, des besoins de leurs

(1) Les concubines étaient les domestiques de la maison.

sens sous le ciel de l'Orient, et des traditions qu'ils avaient conservées du culte de la Vénus asiatique, on arrivera à conclure que c'était déjà un grand résultat que d'avoir sauvé la matrone, la mère de famille, de la contagion des vices qui avaient détruit les civilisations précédentes. Les lois toléraient tout aux hommes : les concubines, les courtisanes et même les femmes des dictérions, mais à la condition de respecter l'épouse, de rendre justice à ses vertus domestiques et à la foi conjugale à laquelle elle était astreinte.

La loi athénienne sur l'adultère était ainsi conçue : « Lorsqu'un homme aura surpris sa femme en adultère, il ne pourra plus habiter avec elle, sous peine d'être diffamé. La femme qui aura été surprise ne pourra plus entrer dans les temples ; si elle y entre, on pourra lui faire subir impunément toutes sortes de mauvais traitements, excepté la mort. »

Suivant la maxime de Platon : *Le nom de la femme honnête doit être enfermé dans sa maison*, on ne la voyait ni aux jeux publics, ni au théâtre. Dans les rues, elle ne devait paraître que voilée et dans une tenue décente. On l'élevait dans une ignorance complète des choses de la vie mondaine ; elle était illettrée et presque sans éducation. La conduite de son mari, en dehors du toit conjugal, ne la regardait pas. Tout son rôle était dans la maternité, toutes ses prérogatives dans son droit absolu d'avoir seule des enfants légitimes et de porter le titre de citoyenne.

Aussi les juges se montrèrent-ils toujours inflexibles contre les prostituées qui voulaient s'arroger les droits réservés aux honnêtes femmes et usurper la place qui leur était faite dans la vie nationale. La loi notait d'infamie toutes les courtisanes, hétaires comme dictériades, libres ou esclaves ; elle dispensait leurs enfants de les nourrir quand elles étaient pauvres. Car il est évident, disait Solon, que celle qui méprise ainsi l'honnêteté et la sainteté du mariage n'a point en vue sa fin légitime qu'on s'y doit proposer, mais n'a songé qu'à assouvir ses passions. En agissant ainsi, elle ne s'est réservé aucun droit sur ceux qui sont venus de ce commerce et dont elle a rendu la vie aussi bien que la naissance, un opprobre éternel. Leurs enfants étaient, en effet, considérés comme bâtards, ne pouvaient porter le titre de citoyen, n'avaient pas le droit de haranguer le peuple ni de plaider devant les tribunaux (1). Il leur était défendu d'entrer dans les temples publics, de prendre part avec les matrones aux solennités du culte. Si elles le faisaient, on pouvait les insulter comme les femmes adultères, arracher leurs parures, les maltraiter en paroles et même en actions, pourvu qu'on ne les blessât point. Cependant à Corinthe et à Athènes, les courtisanes pouvaient participer comme prêtresses aux fêtes de Vénus. Mais leur présence dans les temples était considérée comme une impiété (2)...

La loi de la prostitution promulguée par Solon était donc très rigoureuse contre les prostituées. Dans un de ses discours, Eschine cite cet article : « Quiconque se sera fait le proxénète d'un jeune homme ou d'une femme appartenant à la classe libre sera puni du dernier supplice. » Mais l'amende fut substituée toujours à la peine de mort, car les délits étaient soumis à un tribunal d'édilité ou de police qui ne pouvait appliquer que des peines légères. En revanche, les amendes étaient largement appliquées non seulement aux délinquantes, mais souvent à la corporation entière, qui était reconnue responsable des contraventions faites à ses membres.

Les Hétaires, surtout celles qui étaient d'origine grecque, étaient traitées avec moins de sévérité que les dictériades et les Aulétrides, danseuses et musiciennes. Dans certaines circonstances cependant, quand leur conduite était trop en opposition avec l'esprit de la loi, les tribunaux n'hésitaient pas à les rappeler à la modestie de leur triste condition.

(1) Cependant Abrotonum, fille publique d'un dictérion d'Athènes, fut la mère de Thémistocle, général en chef de l'armée athénienne, le héros de Marathon et le vainqueur de Salamine. Dans le poème d'Amphicrate sur les hommes illustres, les vers suivants lui ont été dédiés :

« Je suis Abrotonum, femme thrace de nation, c'est moi qui ai enfanté,
« Je m'en vante, le grand Thémistocle à la Grèce.

(2) L'accusation d'impiété était très grave et punie avec la dernière rigueur. La loi ne spécifiait pas suffisamment les caractères du crime d'impiété, et laissait la porte ouverte à beaucoup d'accusations ne reposant que sur des faits sans valeur exploités par des rancunes particulières.

Comme exemple, il faut lire le plaidoyer à Démosthènes contre Néera, simple courtisane qui avait épousé un citoyen d'Athènes, appelé Etienne. Le grand orateur, après avoir rappelé les lois par lesquelles on devenait citoyen, termine par cette éloquente péroraison, qui constitue un document authentique de la loi de prostitution : « Vous ne pouvez laisser impunies les insultes contre nos mœurs de la part d'une femme qui s'est prostituée ouvertement dans toute la Grèce, d'une femme à qui ses ancêtres n'ont point transmis, à qui le peuple n'a point accordé le titre de citoyenne. Et où n'a-t-elle pas exercé son commerce infâme? Où n'a-t-elle pas été recevoir le prix de ses complaisances criminelles ? N'a-t-elle point parcouru tout le Péloponèse ? Ne l'a-t-on pas vue en Thessalie et dans la Magnésie, à la suite de Simus de Larisse, et d'Eurydamos, fils de Midias ? Dans Chio et dans la plus grande partie de l'Ionie, à la suite de Sotade le Crétois ? Nicarète ne la louait-elle pas, lorsqu'elle lui appartenait encore ? Mais une femme qui se livre à des hommes, qui suit partout ceux qui la payent, de quoi n'est-elle pas capable ? Ne doit-elle pas se prêter à tous les goûts de ceux à qui elle s'abandonne ? Une telle femme, reconnue publiquement et généralement pour s'être prostituée par toute la terre, prononcerez-vous qu'elle est citoyenne ? Si l'on vous interroge, prétendrez-vous avoir fait une bonne action en l'absolvant ? De quelle turpitude, de quelle impiété ne vous rendriez-vous pas coupables ? Avant qu'elle fût dénoncée et citée en justice, avant que tout le monde sût ce qu'elle était, et les impiétés qu'elle a commises, ses fautes lui étaient propres, et la ville seule pouvait être taxée de négligence : parmi vous, les uns n'étaient pas instruits de ses désordres, les autres, qui les avaient appris, témoignaient leur indignation par des discours, sans pouvoir agir contre elle, parce que personne ne la citait devant eux, et ne les mettait à portée de prononcer sur son sort. Mais à présent que vous la connaissez tous, qu'elle est en votre pouvoir, que vous êtes maîtres de la punir, c'est vous ui serez coupables envers les dieux, si vous ne la punissez oint. De retour dans vos maisons, que pourrez-vous dire chacun à votre femme, à votre fille ou à votre mère, après avoir absous une Néera ? Qui ? demanderont-elles aussitôt? Néera, direz-vous sans doute.

« Pourquoi l'a-t-on citée à votre tribunal ? Parce qu'étant étrangère, elle a épousé un citoyen contre la loi ; parce qu'elle a donné sa fille, une fille qui a trafiqué de sa personne, à Théogène, roi des sacrifices ; parce que cette même fille a fait, au nom d'Athènes, des sacrifices secrets, qu'elle a été donnée pour épouse à Bacchus, et le reste. Vous leur exposerez toute l'accusation et leur direz avec quel soin, quel détail et quelle exactitude on a présenté tous les griefs. Qu'avez-vous donc fait ? répliqueront-elles? Nous l'avons absoute, direz-vous. Les femmes les plus honnêtes seront indignées que vous leur fassiez partager les droits civils et religieux avec Néera et sa fille ; les plus vicieuses s'annonceront comme devant suivre toutes leurs fantaisies, puisque les lois et les juges lui assurent toute l'impunité. Si vous prononcez négligemment et avec mollesse, vous passerez pour être vous-mêmes les fauteurs des désordres de l'accusée, en sorte qu'il aurait beaucoup mieux valu ne pas la juger du tout que de l'absoudre. Désormais, les femmes dissolues auront toute licence d'épouser qui elles auront envie, et d'attribuer leurs enfants au premier qu'elles trouveront. Vos lois seront sans force, et les caresses d'une courtisane pourront lui obtenir tout ce qu'elle voudra. Ayez égard à nos citoyennes, et n'empêchez pas que les filles des pauvres citoyens ne puissent plus être mariées. A présent, en effet, quelle que soit l'indigence d'une fille, la loi lui fournit une dot suffisante, pour peu qu'elle ait reçu de la nature une figure qui plaise. Mais, si vous foulez aux pieds cette loi, si vous l'annulez en absolvant Néera, dès lors l'infamie des prostituées passera tout entière aux filles de vos citoyens qui, faute de dot, ne pourront être mariées, et la dignité des femmes honnêtes sera transportée aux courtisanes, qui pourront impunément avoir des enfants comme elles voudront, participer aux sacrifices, aux mystères des temples, à tous les honneurs dont peut jouir une citoyenne. Ainsi donc, que chacun de vous s'imagine qu'il va prononcer, soit pour sa femme, soit pour sa fille, un autre pour sa mère, un autre pour l'intérêt d'Athènes, pour les lois, pour les temples et pour les sacrifices, pour que des femmes honnêtes ne soient pas au même rang qu'une prostituée, pour que des citoyennes, élevées avec beaucoup de soin et de sagesse par leurs parents, et mariées suivant les lois, ne soient pas confondues avec une étrangère qui, plusieurs fois le jour, a eu commerce avec plusieurs hommes, de toutes les manières les plus infâmes, au gré de chacun. »

D'après le discours de Démosthènes, dont nous avons fait connaître les sentiments personnels au sujet de la fidélité conjugale des citoyens, il est évident que les courtisanes furent d'abord considérées en Grèce, soit comme de vulgaires instruments de plaisir, soit comme de petites *amies* destinées à égayer l'existence, par les charmes de leur esprit, les séductions de leur luxe et l'art de leurs voluptueuses caresses, mais qu'elles ne jouissaient d'aucun droit dans la société, qui les sacrifiait impitoyablement à la rigueur de son Code pénal.

Ainsi, avant que les lois de Solon ne fussent tombées en désuétude, les courtisanes libres étaient astreintes à porter un costume spécial, qui devait les faire distinguer des honnêtes femmes. Ce costume était composé d'étoffes bariolées, aux couleurs éclatantes, sur lesquelles étaient appliqués des bouquets de fleurs. Leur coiffure ne comportait qu'une guirlande de roses. La tunique et le péplum, en étoffe unie, la couronne d'or et les bijoux n'appartenaient qu'aux femmes mariées, et, plus tard, par tolérance, aux grandes hétaires.

Les règlements de police exigeaient en outre que leurs cheveux soient teints en jaune, couleur qu'elles obtenaient avec une macération de safran ou d'autres plantes. Mais beaucoup d'entre elles préféraient porter simplement une perruque blonde achetée en Germanie. Comme toutes les prostituées passées et futures, elles avaient recours au maquillage ; elles se composaient un visage avec du rouge et du blanc, pour imiter le coloris de la jeunesse ; les vieilles fermaient les sillons de leurs rides avec de la colle de poisson. Les hétaires et les dictériades les plus renommées se faisaient peindre par des artistes surnommés *pornotrophoi*, qui avaient la spécialité des peintures décoratives des statues et celle d'embellir la masque humain des courtisanes.

« Les vieilles hétaires, dit P. Dufour, quand elles étaient peintes et parées, se plaçaient à une fenêtre haute qui s'ouvrait sur la rue, et là, un brin de myrte entre leurs doigts, l'agitant comme une baguette de magicienne ou le promenant sur leurs lèvres, elles faisaient appel aux passants. Un d'eux s'arrêtait-il, la femme faisait un signe connu en rapprochant du pouce le doigt annulaire, de manière à figurer avec la main demi-fermée un anneau. En réponse à ce signe, l'homme n'avait qu'à lever en l'air l'index de la main droite et aussitôt la femme disparaissait pour aller à sa rencontre ! »

Le proxénétisme, malgré les sévérités de la loi, s'exerçait publiquement à Athènes. Comme toujours, c'étaient les vieilles courtisanes habituées à vivre de la prostitution, qui se chargeaient de débaucher les jeunes filles et de les initier aux secrets du métier. En même temps, elles préparaient des philtres amoureux et se livraient, comme sages-femmes à la pratique des accouchements, ou plutôt des avortements (1). Pour se rendre compte de la vie galante de la Grèce ancienne,

(1) Dans le dialogue entse Socrate et Théétète, de Platon, nous voyons Socrate fils de la sage-femme Phénarèteapprendre à son interlocuteur que les sages-femmes peuvent, par des remèdes et des enchantements, non seulement éveiller les douleurs de l'enfantement et les adoucir, délivrer les femmes qui ont de la peine à accoucher, mais encore *faciliter l'avortement de l'enfant*, quand la mère est décidée à s'en défaire. » Mais elles n'avaient dans leur clientèle que les courtisanes, dont les intérêts étaient en opposition avec les devoirs de la maternité. Elles n'approchaient des citoyennes que pour les assister dans la parturition, leur indiquer les règles hygiéniques de la grossesse, et leur faire connaître les moyens chimériques de combattre la stérilité. Elles s'occupaient également du traitement des affections utérines, de la négociation des affaires de mariage. Parmi les sages-femmes grecques dont le nom est parvenu jusqu'à nous, on peut citer Agnodice, qui exerça la médecine des maladies des femmes, Olympias de Thèbes, qui inventa les pessaires pour le avortements. Aspasie (qu'il ne faut pas confondre avec la célèbre hétaire), qui a laissé plusieurs travaux conservés par Aétius, dans le *Tetrabiblon*, et dont le principal est consacré à l'avortement; enfin Eléphantis qui a composé des livres sur les abortifs et sur les fards, et des ouvrages extrêmement licencieux qui faisaient les délices de Tibère.

il faut lire les dialogues de Lucien (1) et les lettres d'Alciphron, pleins de détails curieux sur ses mœurs et ses usages, écrits présentés sous la forme de correspondances entre courtisanes et parasites (2).

On constate, dans ces documents, que les lois se relâchèrent progressivement. La femme libre de la Grèce s'adonna davantage à la prostitution, et elle eut souvent pour corruptrice et proxénète sa propre mère. Plus intrigante, plus instruite que les courtisanes étrangères, elle arriva à trouver dans la prostitution une existence luxueuse, qui ne durait le plus souvent que pendant ses belles années, et à laquelle succédait la misère noire, à l'époque de la vieillesse. Plus que les autres, en effet, elle avait le goût de la coquetterie, des dépenses folles, du jeu et de l'ivrognerie. Et fatalement, malgré ses vices et sa rapacité, elle inspira de grandes passions, et fut cause bien souvent de la ruine et du déshonneur des familles. Superstitieuse et cupide, elle allait dans les temples des dieux faire des sacrifices avec l'espoir d'obtenir d'opulentes aubaines, de rencontrer un amant généreux qu'elle puisse « plumer » à son aise, de faire fortune aux dépens d'un jeune homme novice et généreux, ou d'un vieillard riche et concupiscent... Cette aberration du jugement existe encore de nos jours, en Espagne et en Italie, chez les courtisanes catholiques.

De toutes les prostituées de la Grèce, celles qui avaient la plus grande renommée pour la vénalité de leurs amours, celles qui avaient porté le plus haut le culte de la prostitution étaient certainement les femmes de Corinthe. Dans cette ville, qui servait d'entrepôt au commerce de l'Orient, presque toutes faisaient le métier de courtisanes; et les maisons n'étaient que des dictérions de plus ou moins d'importance : la population entière sacrifiait à Vénus. L'art de dépouiller les marchands étrangers et les navigateurs qui venaient à Corinthe est resté légendaire. Horace l'a décrit dans ce vers célèbre de son épître à Scéva :

(1) Lucien, dialogue des courtisanes.
(2) Lettres d'Alciphron, traduction de l'abbé Richard, 1785.

Non cuivis homini contingit adire Corinthum.

Il n'est pas permis à tous les mortels d'arriver à Corinthe. Il fallait, en effet, avoir de l'argent pour se risquer dans cette métropole de la prostitution sacrée et légale, qui s'enorgueillissait de passer pour l'école supérieure de la débauche et de la luxure, pour l'Académie où venaient se former toutes les hétaires et dictériades de la Grèce. Les poètes érotiques nous ont transmis le programme de l'enseignement mutuel qui s'y donnait : c'était l'art d'inspirer de l'amour, l'art de l'augmenter et de l'entretenir, l'art d'en tirer le plus d'argent possible. C'est là qu'elles apprenaient la théorie et la pratique de la rouerie et de la séduction : poses provocantes, soupirs, rires licencieux, regards pleins de langueur et de promesses, réserve et abandon du corps, jeu de physionomie marquant l'indifférence ou la passion et tout le manège ingénieux de la femme qui veut captiver, toutes les suggestions physiques et morales capables de susciter les désirs, d'exciter les sens, d'allumer les ardeurs des impuretés charnelles, de les entretenir et de les satisfaire.

Les courtisanes d'Athènes faisaient leur éducation à Corinthe. Mais elles ne se contentaient pas de mettre en jeu tous les artifices de la coquetterie, de feindre l'exaltation, poser pour la mélancolie, jouer le rôle de victimes de l'amour. Pour mieux encore faire savoir leurs sentiments à celui qu'elles voulaient séduire, elles faisaient crayonner son nom près du leur sur les murs du Céramique.

Malgré les lois de Dracon sur l'adultère, il y avait un petit nombre de femmes mariées qui se livraient à la débauche et faisaient concurrence aux courtisanes. Le prix de leurs faveurs était beaucoup plus élevé que celui des dictériades grecques. Et cependant, le flagrant délit entraînait la peine de mort ou celle des étrivières au gré du mari outragé. Il est vrai qu'à un moment donné tout s'arrangait avec de gros dommages-intérêts payés à l'intéressé par les amants imprudents, qui voulaient se soustraire à la honte du fouet public, avec la complication inévitable de la peine du radis noir (1),

(1) Après les avoir préalablement fouettés, les esclaves enfonçaient un

Aussi arrivait-il quelquefois qu'une dictériade se faisait passer pour une femme mariée, et, avec le concours d'un proxénète, exploitait l'homme naïf, qui se laissait prendre à la mise en scène de l'adultère.

§ IV. — La prostitution libre. — Les courtisanes

Les dictériades libres. — La prostitution légale, en Grèce, n'était donc pas représentée seulement par les femmes enfermées dans les dictérions autorisés et les dictérions municipaux créés par Solon. Elle avait aussi des courtisanes libres que l'on peut ranger dans trois grandes catégories bien distinctes : les dictériades analogues aux femmes en carte modernes, se livrant à la prostitution pour leur compte ; les Aulétrides, danseuses et joueuses de flûte, qui donnaient des représentations à domicile et se montraient dans les endroits publics, et les Hétaires, femmes galantes, demi-mondaines de grande et de petite marque, dont quelques-unes jouèrent un certain rôle dans l'histoire littéraire, artistique, philosophique et politique de la Grèce.

Dans le principe, les dictériades étaient cantonnées dans le faubourg du Pirée; les unes logeaient chez les hôteliers et les cabaretiers du port, les autres habitaient certaines petites maisons hors de l'enceinte. Il leur était défendu, d'après la loi de Solon, de se montrer avant le coucher du soleil dans l'intérieur de la ville ; mais plus tard elles vinrent impunément s'y fixer et y exercer leur industrie. On les vit envahir les rues, les places publiques et les frais ombrages du Céramique (1) qui, avant

énorme radis noir dans l'anus des adultères. Cette espèce de pal végétal était très douloureux et n'excitait cependant que les rires moqueurs de la foule.

(1) Le Céramique était un jardin attenant au plus beau quartier d'Athènes. C'est dans ce jardin, qui avait appartenu à un certain Académus, que, sous le

elles, étaient occupés par les Hétaires et leurs amants de l'aristocratie athénienne. Elles firent de ce jardin un lieu de prostitution publique qu'elles ne quittaient ni jour ni nuit, une succursale de la grande place du Pirée; essayant soit de « raccrocher » les passants, soit, dans l'attitude immobile du sphinx, d'exciter leurs désirs, débattant le prix de leurs faveurs, et presque toujours se livrant publiquement, sous le portique d'un temple, sur les pelouses mêmes où Platon avait enseigné..., et sur les pierres tombales des héros de la Grèce !

Dès que vint l'heure de la décadence, si l'on en voyait encore quelques-unes porter le costume fleuri qui leur avait été imposé par les lois de Solon, la plupart n'étaient vêtues que de voiles de gaze, qui les laissaient voir presque nues aux yeux des passants. Celles qui appartenaient aux bas étages de la prostitution allaient dans les maisons de passe (Tégos), ou dans des bouges infects (Kamaieunas), qui n'avaient que la terre pour lit.

Les dictériades libres se recrutaient parmi les affranchies ou les filles grecques des classes infimes; généralement, elles venaient d'Asie ou d'Egypte. La plus grande partie de ces femmes, plus encore que celles qui étaient enfermées dans les dictérions, traînaient une existence misérable; elles étaient exploitées par les proxénètes dont elles dépendaient toujours plus ou moins et n'avaient affaire qu'avec les pêcheurs, les matelots et la lie de la population. Les plus avilies par la débauche, l'âge et les infirmités se cachaient pendant le jour, et rôdaient la nuit dans les ruelles des faubourgs ou les allées fangeuses des cimetières. On les appelait λυκας, les louves. Elles se contentaient de quelques pièces de monnaie, d'un peu de poisson ou de vin. On donnait quelques drachmes à celles qui avaient un peu de tenue et qui étaient encore jeunes.

A coté de ces malheureuses, il y avait une autre classe de dictériades, espèce d'hétaires vagabondes, très en vogue

nom d'Académie, l'école philosophique fut fondée par Platon. Dans un endroit réservé, on y avait inhumé les citoyens morts pour la patrie, les armes à la main.

pour leur beauté et l'originalité de leur esprit. Leurs prétentions étaient beaucoup plus élevées que celles des autres : elles exploitaient même avec une grande habileté l'inexpérience des jeunes gens et la concupiscence des vieillards. Elles coûtaient soit un statère d'or de 18 fr. 50, soit une mine de 92 fr.

Dans ce demi-monde et quart de monde d'Athènes, il y eut quelques femmes qui acquirent une certaine célébrité professionnelle, se traduisant par un sobriquet tiré d'une habitude ou d'un défaut particulier. Telles furent *la biche*, *la poule*, *la mouche*, *la barbue*, *la chèvre*, *la corneille*, *la pêcheuse*. Il y avait aussi *la nourrice*, qui entretenait ses amants de cœur, *la lanterne*, qui sentait l'huile, *la clepsydre*, qui n'accordait à ses clients que le temps (un petit quart d'heure) de voir tomber le sable de son horloge, enfin *la pucelle*, ainsi nommée par le philosophe Timoclès...? Ces filles étaient les mêmes que celles d'aujourd'hui qu'on appelle *la Baronne*, *la Goulue*, *la Grille-d'Egout*, etc., car les peuples passent, les civilisations disparaissent, mais la prostitution reste, comme l'indispensable émonctoire de l'humanité.

Au point de vue des formes physiques, cette espèce de prostituées présentait de nombreuses variétés. Xénarque, en parlant des dictériades, dit : « Il en est de taille svelte, épaisse, haute, courte ; de jeunes, de vieilles et de moyen âge. » Sous un autre point de vue, celui de la moralité, on peut dire qu'elles étaient toutes aussi *dictériades* les unes que les autres, quoiqu'on ait conservé le souvenir de quelques-unes qui jouèrent assez bien, avec les Desgrieux d'autrefois, le rôle toujours vrai, mais toujours rare des Manon Lescaut et des Marguerite Gauthier.

Les Aulétrides. — Une autre sorte de courtisanes comprenait les *Aulétrides*. De même que les dictériades, elles étaient étrangères. Artistes, musiciennes et danseuses, on allait les voir dans les tavernes, les banquets publics ; on les faisait venir à domicile (1). Leur talent à jouer de la flûte en

(1) Les matrones se retiraient dès qu'elles entraient dans la salle du festin.

dansant leur rapportait déjà beaucoup d'argent, mais ce n'était qu'une séduction de plus pour attirer les hommes à elles. Cette espèce de prostitution avait une certaine analogie avec celle de nos filles de théâtre et de café-concert, les choristes et figurantes des ballets d'opéra et de féerie. Elles acceptaient facilement d'accorder leurs faveurs à ceux qui savaient leur faire des propositions convenables, mais elles n'étaient pas de vulgaires prostituées; quoique, cependant, à la fin des repas, elles se laissaient souvent mettre aux enchères.

Les Aulétrides possédaient un art incomparable pour inspirer les passions et les désirs vénériens par les airs lascifs de leur musique, les poses de leur danse et l'expression de leur physionomie; mais plus grand encore était leur talent d'exciter les sens par leurs caresses et leurs baisers. Aussi eurent-elles un grand succès auprès des Grecs, portés, par leur tempérament, aux raffinements de la volupté.

Plusieurs anciens historiens grecs, Théopompe, de Cos, et Epicrate, ont parlé des Aulétrides. P. Dufour a rapporté, d'après eux, quelques passages intéressants desquels on peut conclure que la passion des Athéniens pour ces femmes fut portée à son comble d'un bout de la Grèce à l'autre. Nous voyons qu'elles étaient généralement plus amoureuses et moins intéressées que les autres courtisanes. Mais « elles excitaient de tels transports par leur musique libidineuse que les convives se dépouillaient de leurs bagues et de leurs colliers pour les leur offrir. Une habile joueuse de flûte n'avait pas assez de ses deux mains pour recevoir tous les dons qu'on lui faisait dans une fête où sa musique avait fait tourner toutes les têtes. Dans certains repas, toute la vaisselle d'or et d'argent y passait, et chaque fois que la flûteuse trouvait des sons plus enivrants, la danseuse des pas et des gestes plus accentués, c'était une pluie de fleurs, de joyaux, de monnaie, qu'elle arrêtait au passage avec une prodigieuse dextérité. Cette espèce de courtisanes s'enrichissait donc plus rapidement que les autres, et toutes amassaient ainsi des biens considérables, dès qu'elles avaient la vogue. Les plus belles maisons d'Alexandrie portaient les noms de Myrtion, de Mnésis et de Pothyne. « Et, cependant, disait l'historien Polybe, Mnésis et Pothyne étaient joueuses de flûte, et Myrtion, une de ces femmes publiques condamnées à l'infamie, et que nous appelons *dictériades.*» Myrtion avait été la maîtresse de Ptolémée Philadelphe, roi d'Egypte, aussi bien que Mnésis et Pothyne. Il n'y avait ni âge, ni rang, ni position, qui fût à l'abri du prestige qu'exerçaient les danseuses et les musiciennes.

« Athénée raconte que des ambassadeurs arcadiens furent envoyés au roi Antigonus, qui les reçut avec beaucoup d'égards et qui leur fit servir un splendide festin. Ces ambassadeurs étaient des vieillards austères et vénérables; ils se mirent à table, mangèrent et burent d'un air sombre et taciturne. Mais, tout d'un coup, les flûtes de Phrygie donnent le signal de la danse : des danseuses, enveloppées de voiles transparents, entrent dans la salle en se balançant mollement sur l'orteil; puis leur mouvement s'accélère, elles se découvrent la tête, ensuite la gorge, et successivement tout le corps. Elles sont entièrement nues à l'exception d'un caleçon qui ne leur cache que les reins; leur danse devient de plus en plus lascive et ardente (1). Les ambassadeurs s'exaltent à ce spectacle inusité, et, sans respect pour la présence du roi qui se pâme de rire, ils se jettent sur les danseuses, qui ne s'attendaient pas à cet accueil et qui se soumettent aux devoirs de l'hospitalité. »

Les amours des Aulétrides n'étaient pas toujours vénales. Ces femmes étaient susceptibles de quelques sentiments qu'elles devaient à la culture de leur art et à l'indépendance que celui-ci leur procurait. Sous l'influence des excitations d'un festin pour lequel elles avaient été engagées, elles éprouvaient elles-mêmes les sensations que l'animation de leur musique et leur danse provoquaient chez leurs auditeurs; comme eux, elles subissaient la fièvre de la volupté, et alors elles refusaient d'être traitées en viles courtisanes.

(1) Ces danses respiraient toute la licence des Priapées; elles portaient le nom de : Aphrodité, Apokinos, Aposéitis, Kmismos, Brydalicha, Epiphallos, Lamprotera, etc.

Ces baladines joueuses de flûte, presque toujours jeunes et jolies, rieuses, gaies, insouciantes de leur avenir, enthousiastes de leur art, pleines d'entrain et de bonne humeur, étaient très sympathiques à la population athénienne, qui ne manquait jamais de saluer leur entrée dans les fêtes par des acclamations répétées. Plusieurs sont restées célèbres : *Boa* fut la mère de l'eunuque Philæterus, qui se fit roi de Pergame, dont il était le gouverneur; *Parthénis*, qui porta plainte devant les tribunaux contre un citoyen qui l'avait frappée, et qui en fut déboutée parce qu'elle était étrangère et reconnue courtisane; *Pyrallis*, surnommée *l'oiseau*, parce qu'elle semblait avoir des ailes en dansant; *Sigée*, à laquelle les vertus les plus farouches ne surent résister; *Phormœsium*, qui mourut dans les bras d'une *maîtresse*, etc.

La plus fameuse entre toutes fut certainement l'Athénienne *Lamia*. Joueuse de flûte en Egypte, elle fit la conquête de Ptolémée, auquel elle appartint jusqu'à sa défaite navale par le roi Démétrius Poliorcète. Faite prisonnière par le vainqueur, elle devint immédiatement sa maîtresse en titre, et imposa sur l'esprit du roi de Macédoine un empire qui ne finit qu'à sa mort, dans une orgie.

L'auteur de l'*Histoire de la prostitution* a décrit, d'après Athénée et Machon, les secrets amoureux employés par cette joueuse de flûte célèbre pour captiver son royal amant : « elle mettait à profit le jour et la nuit avec un art merveilleux; la nuit, elle le forçait à reconnaître qu'elle n'avait pas d'égale; le jour, elle lui écrivait des lettres charmantes, elle l'amusait par de vives et spirituelles réparties, elle l'enivrait des sons de sa flûte, elle le flattait surtout : « Roi puissant, lui écrivait-elle, tu permets à une hétaïre de t'adresser des lettres, et tu penses qu'il n'est pas indigne de toi de consacrer quelques moments à mes lettres, parce que tu t'es consacré toi-même à ma personne! Mon souverain, lorsque hors de ma maison, je t'entends ou je te vois, orné du diadème, entouré de gardes, d'armées et d'ambassadeurs, alors, par Vénus Aphrodite! alors, je tremble et j'ai peur; alors, je détourne de toi mes regards, comme je les détourne du soleil pour ne pas être éblouie; alors, je reconnais en toi Démétrius, le vainqueur des villes. Que ton regard est terrible et guerrier! A peine en puis-je croire mes yeux, et je me dis : O Lamia, est-ce là véritablement cet homme dont tu partages le lit. »

Plutarque, dans ses *Vies des hommes illustres*, a longuement parlé des amours de Démétrius et de Lamia. Il nous montre le roi de Macédoine d'une beauté si parfaite, d'un air si noble et si majestueux que jamais peintre ni sculpteur ne put attraper sa ressemblance; son visage exprimait à la fois la douceur et la gravité, le terrible et l'agréable; et, à la fierté, à la vivacité de la jeunesse, étaient joints un air héroïque, une dignité vraiment royale, presque impossible à imiter. — Voilà le héros de l'Attique, le vainqueur d'Ephèse, le *preneur de villes*, l'époux de plusieurs reines, mais plus encore l'amant corrompu d'une joueuse de flûte. Sa folie érotique était telle que « dans le lit de sa maîtresse, il s'imaginait encore l'entendre et suivait avec délices la cadence qui l'avait charmé pendant le souper. *Ait Demetrium ab incubante Lamia concinne suaviterque subagitatum fuisse*, — que de tous les parfums que l'Asie savait extraire des plantes, aucun ne lui était aussi agréable que les émanations impures du corps de Lamia, *cum pudendum manu confricavisset ac digitis contrectavisset*.

Plutarque a rapporté plusieurs anecdotes qui prouvent le pouvoir absolu que Lamia exerçait sur le fils d'Antigonus, quoiqu'il ait eu beaucoup d'autres courtisanes à son service, voire même des *mignons*. A ce propos, le grand biographe et moraliste grec raconte ceci: Un jour, ayant appris que Démétrius était malade, son père alla le voir. En arrivant, il trouva à la porte de son appartement un beau jeune homme qui sortait. Il entra, s'assit près du lit de son fils, et lui tâta le pouls. Démétrius lui dit que la fièvre venait de le quitter. — Je le sais, mon fils, dit Antigonus; je l'ai trouvé à la porte qui sortait.

Lamia connaissait les vices du grand général de l'antiquité et mettait tout son talent à les satisfaire : ils étaient dignes l'un de l'autre. Le poëte Philippide a dépeint Démétrius, occupant le Parthénon avec sa maîtresse :

« Celui qui a pris l'Acropole pour une hôtellerie,
« Qui a introduit des courtisanes dans la demeure de la *Vierge*. »

L'Aulétride avait obtenu de son amant de transformer le temple de Minerve en chambre à coucher !

Et l'Athénienne, après ce sacrilège, avait traité ses compatriotes en peuple conquis : Athènes prise, Démétrius, à son inspiration, imposa à la ville, sur-le-champ et sans la moindre remise une contribution de guerre de deux-cent cinquante talents, un million trois cent mille francs de notre monnaie.

Quand, avec beaucoup de difficultés, cette somme fût trouvée et portée aux pieds du vainqueur : « Qu'on remette cet or à Lamia, fit dédaigneusement Démétrius, pour qu'elle achète du savon pour sa toilette. »

La honte d'un pareil emploi de leur argent fût plus sensible aux Athéniens, ajoute Plutarque, que la contribution : et le mot les offensa plus que la chose même. Cependant, après la mort de la courtisane, ils élevèrent une statue à Vénus-Lamia ! ce qui démontre que l'immoralité des rois n'est souvent que l'hypertrophie de l'immoralité des peuples.

§ V. Les Hétaires.

Les hétaires étaient les grandes courtisanes de la Grèce. Elles jouaient un peu à Athènes le rôle de nos femmes du monde, au point de vue social.

Comme son nom l'indique, l'hétaire (ἑταίρα, du radical ΕΤΗΣ ami, camarade) était l'*amie* des hautes notabilités de la fortune, de l'armée, de la philosophie, des lettres et des arts. Les relations des hommes illustres avec les hétaires célèbres étaient de notoriété publique, et les historiens en ont fait très fidèlement mention. Ni la civilisation latine, ni les civilisations modernes, à part peut-être, en France, Ninon de Lenclos et Marion Delorme, n'eurent leurs hétaires, genre de courtisanes qui appartient exclusivement à la Grèce. Il ne faut pas confondre, en effet, ces «altières favorites avec de vulgaires prostituées. Les unes jettent sur le commerce des sens le voile des illusions qui l'embellit et le déifie. Les passions les plus généreuses, le charme renaissant des grâces et de l'esprit forment le lien de cette irrésistible séduction. » Ainsi pense l'auteur de *Fêtes et Courtisanes de la Grèce*, et quant aux autres : elles ne s'adressent, dit-il, qu'aux sens et se plaisent à allumer un orage passager ou une ivresse trompeuse.

Généralement, les hétaires venaient de Corinthe, la grande école de toutes les prostitutions ; là, elles apprenaient non seulement l'art d'aimer, mais encore l'art de plaire, la musique, la philosophie, la rhétorique. Comme toutes les autres courtisanes, elles se vouaient au culte de Vénus, et offraient à ses temples le produit de leurs premières amours. Mais le culte de cette prostitution sacrée ne durait pas longtemps, et bientôt elles allaient se fixer soit à Athènes, soit dans une ville quelconque de la Grèce ou du monde civilisé. Là, elles recherchaient d'abord la fortune pour le luxe nécessaire à leurs succès ; ensuite, elles mettaient leur gloire à se créer une cour d'adorateurs appartenant à toutes les aristocraties, dans le milieu de laquelle elles trouvaient les éléments de la puissance qu'elles ambitionnaient. C'est ainsi qu'elles arrivèrent à jouer un rôle prépondérant dans l'histoire de la civilisation grecque. Leurs moyens d'action, indépendamment de tous les ressorts du plaisir des sens, reposaient sur les raffinements de leur luxe et la finesse de leur esprit, qui produisaient une antithèse extraordinaire avec la simplicité, la chasteté et l'ignorance des femmes mariées. A celles-ci les devoirs austères de l'épouse et de la mère, à celles-là les plaisirs de la vie mondaine, élégante et passionnée : les mœurs grecques le voulaient ainsi, depuis que Périclès, pendant sa dictature, avait donné l'exemple des largesses princières et des amours illégitimes, entraînant avec lui tous les hommes illustres de son siècle : Sophocle, Euripide, Aristophane, Phidias, Callicrate, Zeuxis, etc. Les hétaires se donnaient pour modèles aux peintres et aux statuaires; elles applaudissaient les poètes au théâtre, et les orateurs dans les assemblées académiques. Elles faisaient l'ornement de toutes les fêtes, de toutes les cérémonies profanes, de toutes les réunions militaires ou civiles.

Leur cour se tenait dans les jardins du Céramique; et là elles critiquaient les uns, faisaient l'éloge des autres, mais encourageant tous les succès. Dans les promenades publiques, elles apparaissaient, superbes de beauté et de grâce, montées sur des chars magnifiques, vêtues des plus riches étoffes de l'Orient, brillantes et parées comme les souveraines absolues d'un peuple fanatique. « Leur charmant esprit, dit Dufour, cultivé et fleuri, créait autour d'elles l'émulation du beau et la recherche du bien, répandait les leçons du goût, perfectionnait les lettres, les sciences et les arts, en les illuminant des feux de l'amour. Là étaient leur force et leur séduction. Admirées et aimées, elles excitaient leurs admirateurs à se rendre dignes d'elles. Sans doute, elles étaient les causes flétrissantes de bien des débauches, de bien des prodigalités, de bien des folies; quelquefois elles amollissaient les mœurs, elles dégradaient certaines vertus patriotiques, elle affaiblissaient les caractères et dépravaient les âmes, mais en même temps elles donnaient de l'élan à de généreuses pensées, à des actes honorables de patriotisme et de courage, à des œuvres de génie, à de riches inventions de poésie et d'art. »

Les poètes, les philosophes, les généraux, et mêmes les rois, ne surent se défendre contre les séductions des hétaires. Ils leur permirent de s'associer à leur gloire, à leur renommée, à leurs droits à l'immortalité historique. Plusieurs ne refusèrent pas de les prendre pour légitimes épouses, et de braver ainsi, au nom de la passion qu'ils éprouvaient pour elles, et les principes de la morale et les critiques de l'opinion publique.

La philosophie enseigne que l'amour a, dans tous les temps, exercé sur les hommes une influence prépondérante, et l'histoire démontre que ce sentiment n'a jamais possédé un empire plus despotique et plus absolu que lorsqu'il a été inspiré par une des grandes prêtresses de Vénus. Moins que les autres encore; les hommes de génie n'ont su résister aux suggestions particulières des courtisanes! Et la raison en est que les uns et les autres appartiennent à la psychologie morbide.

Les Hétaïres célèbres. — Aspasie. Elle naquit à Milet, ville célèbre par ses plaisirs, ses fables et ses courtisanes; elle vint à Athènes pour y répandre ses idées sur la philosophie et la libre pensée. La nature lui avait donné tous les charmes, son père tous les talents. Elle était accompagnée d'un essaim de belles jeunes filles grecques, les plus brillantes de son école, toutes d'une distinction parfaite, d'une éducation raffinée, mais toutes hétaïres aussi galantes que leur professeur. D'un esprit supérieur, d'une beauté inimaginable, Aspasie devait, avec ce superbe cortège de néophytes, obtenir un grand succès. Aussi, est-ce avec raison que Chaussard a dit que la parure, la tournure lascive et voluptueuse et les artifices de cette classe de femmes devinrent de plus en plus séduisants, et qu'Athènes fut, dès lors, la première école de plaisir et de toutes les belles choses en général. Sa maison fut donc le rendez-vous des hommes les plus remarquables de la Grèce. Il s'y tenait des conférences où se traitaient les plus hautes questions de philosophie, de politique et de littérature. Non seulement on y vit Socrate, Périclès, Alcibiade, Phidias, Anaxagore, et toute la haute aristocratie de la ville, mais encore les matrones et leurs filles, oubliant pour Aspasie, les coutumes et les lois de leur pays.

« Elles y allaient pour l'ouïr deviser, combien qu'elle menast un train qui n'estoit guères honneste, parce qu'elle tenoit en sa maison de jeunes garces qui faisoient gain de leur corps (1). »

Jamais reine n'imprima son caractère à ses sujets comme Aspasie au peuple d'Athènes. Elle dirigeait les affaires publiques, décidait de la paix et de la guerre, tranchait toutes les questions litigieuses, artistiques et littéraires, donnait le ton aux hommes et la mode aux femmes. Elle personnifiait le triomphe de l'hétairisme. Et si, historiquement, on dit : le

(1) Jacques Amyot, tradúcion de Plutarque.

siècle de Périclès, on pourrait dire tout aussi justement le siècle d'Aspasie.

Sa philosophie facile subjugua à ce point Périclès, le héros victorieux de Mycale, le chef reconnu de la République, qu'il divorça avec sa femme pour l'épouser. C'est ainsi qu'une courtisane arriva à prendre une part active aux affaires politiques de la Grèce, à susciter les expéditions de Samos, de Mégare et du Péloponèse, pour des raisons d'intérêt personnel. Ces guerres sanglantes furent bien ses guerres à elle : tantôt parce que les Samiens étaient en lutte avec les Milésiens, ses compatriotes; tantôt parce que Alcibiade, un de ses amants, ayant enlevé une femme de Mégare, la belle Simætha, les Mégariens avaient, comme représailles, enlevé deux hétaires de sa cour. Et, pour que la paix ne se fît pas sans son consentement, elle suivait tous les mouvements de l'armée avec sa légion volante de courtisanes. Celles-ci devaient d'ailleurs communiquer son mot d'ordre aux autres chefs de l'armée athénienne, qui les couvraient à l'envi d'or et de bijoux précieux.

Le caractère despotique d'Aspasie finit par lui attirer de violentes inimitiés, de la part des femmes principalement. On lui reprocha l'immoralité de sa philosophie, et elle fut traduite devant l'Aréopage, sous la terrible accusation d'impiété ! Elle aurait été inévitablement condamnée si Périclès, lui-même, n'était venu la défendre, et, par ses larmes, par ses supplications, attendrir le cœur de ses juges et la sauver ainsi du supplice.

Après la mort de Périclès, elle n'en continua pas moins son existence de courtisane et conserva encore assez de crédit pour faire élever un de ses amants, l'opulent et jeune Lysiclès, aux premières dignités de la République.

Phryné. — Elle était de Thespies, ville de la Béotie consacrée aux Muses. Autant Aspasie recherchait les applaudissements de la multitude, les succès brillants des réunions publiques, autant Phryné se tenait éloignée du monde et vivait retirée. Amante des arts, elle ne fréquentait que les ateliers d'Apelles et de Praxitèle dont elle fut la maîtresse reconnaissante, car sa beauté merveilleuse ne fut révélée que par les chefs-d'œuvre de ces grands artistes de la Grèce. Elle était fière de *poser un ensemble* devant le grand peintre et de servir de modèle au statuaire pour ses plus belles figures de Vénus. Son corps était le type le plus harmonieux de la pureté des formes chez la femme. « Aux mystères d'Eleusis, dit Dufour, elle apparaissait, comme une déesse, sous le portique du temple, et laissait tomber ses vêtements en présence de la foule ébahie et haletante d'admiration ; elle s'éclipsait derrière un voile de pourpre. Aux fêtes de Neptune et de Vénus, elle quittait aussi ses vêtements sur les degrés du temple, et, n'ayant que ses longs cheveux d'ébène pour couvrir la nudité de son beau corps, qui brillait au soleil, elle s'avançait vers la mer, au milieu du peuple, qui s'écartait par respect pour lui faire place, et qui la saluait d'un cri unanime d'enthousiasme. Phryné entrait dans les flots pour rendre hommage à Neptune, et elle en sortait comme Vénus à sa naissance. On la voyait un moment sur le sable secouer l'onde amère qui ruisselait le long de ses flancs charnus, et tordre ses cheveux humides : on eut dit que Vénus venait de naître une seconde fois. A la suite de ce triomphe d'un instant, Phryné se dérobait aux acclamations et se cachait dans son obscurité ordinaire. Mais l'effet de cette apparition n'en était que plus prodigieux, et la renommée de la courtisane remplissait les bouches et les oreilles. Chaque année augmentait de la sorte le nombre des curieux, qui allaient aux mystères d'Eleusis et aux fêtes de Neptune pour n'y voir que Phryné. »

Les succès de l'hétaire de Tespies étaient devenus trop grands pour qu'ils n'aient pas attiré sur sa tête les effets de la foudre. Donc, comme Aspasie, elle fut accusée d'impiété devant le tribunal inflexible de l'Aréopage, par un soupirant dédaigné. La condamnation à mort était décidée en principe, et l'accusateur public venait d'achever son réquisitoire contre Phryné prévenue de profanation dans le culte d'Eleusis et de corruption des citoyens, lorsqu'un jeune orateur étend la main vers elle, pour indiquer qu'il accepte la défense. Son nom est Hypéride ; il a connu autrefois les faveurs de Phryné, il plaide avec chaleur l'innocence de son ancienne maîtresse.

Le tribunal des Héliastes reste impassible, il va rendre l'arrêt fatal. Alors, Hypéride, par un mouvement rapide, amène à la barre la célèbre courtisane, lui arrache ses vêtements et la montre nue, dans toute sa beauté sculpturale, aux regards étonnés de ses juges. Il réclame l'acquittement de sa cliente, au nom de l'esthétique, au nom de la perfection des formes, à laquelle les Grecs ont toujours rendu hommage. Et Phryné est renvoyée des fins de l'accusation.

Faut-il ajouter que Phryné fut reconnaissante, et qu'elle en donna des preuves irrécusables à son éloquent défenseur? C'était indiqué. Mais elle devint ensuite plus prudente, et ne refusa plus ses faveurs aux magistrats et autres juges d'Athènes, précaution toujours infaillible pour ne jamais être accusée d'impiété envers les dieux. La fortune de Phryné devint alors incalculable. Elle fit élever à Corinthe plusieurs temples et édifices ; elle offrit aux Thébains de faire rebâtir leur ville à ses frais, à la seule condition qu'on placerait sur ses murs cette inscription : *Alexandre a détruit Thèbes et Phryné l'a rebâtie*. Mais ses compatriotes refusèrent dignement l'argent qu'elle avait gagné dans le commerce de la prostitution. Après sa mort, on lui éleva, il est vrai, une statue en or, ciselée par Praxitèle, statue qui fut placée dans le temple de Diane à Ephèse.

LAÏS. — Elle fut aussi célèbre par son esprit que par son incomparable beauté. Encore enfant, prise dans une expédition de Nicias, elle fut amenée de Sicile à Athènes, et vendue comme esclave au peintre Apelles qui l'initia à l'amour. Libre, quelques années plus tard, elle alla à Corinthe, y apprit l'art de l'hétairisme, et se fixa dans cette ville, où, de toutes les parties du monde, vinrent de riches étrangers, pour obtenir ses faveurs, qu'elle taxait à un prix fabuleux Démosthènes l'apprit à ses dépens : Malgré sa grande réputation d'éloquence, Laïs lui demanda 10,000 drachmes pour une nuit : « Je n'achète pas si cher un repentir », répondit l'illustre Athénien, qui avait à peine la dixième partie de cette somme dans son escarcelle. En revanche, elle s'offrit à Xénocrate, un des élèves de Platon ; mais ce fut en vain qu'elle chercha à éblouir l'austère philosophe par toutes les merveilles de sa beauté, ce fut en vain qu'elle tenta d'exciter ses sens par ses caresses et ses plus voluptueux embrassements. Xénocrate résista à toutes ses séductions. « J'avais parié, dit-elle, de rendre sensible un homme, mais non pas une statue. » Elle ne fut pas plus heureuse auprès d'Eubates, un des vainqueurs des jeux olympiques. Ce jeune homme voulut rester fidèle à son amour pour une fille de Cyrène et refusa ses pressantes sollicitations. Laïs était capricieuse, elle recherchait les contrastes. A la même époque, elle eut pour amants l'élégant et spiritualiste Aristippe et le grossier et cynique Diogène, auquel elle se livrait publiquement. En sa présence, les deux philosophes cherchaient à se convertir réciproquement à leur doctrine, mais sans succès. Leurs arguments ne servirent qu'à fortifier la grande hétaire dans l'éclectisme de ses amours.

Plutarque raconte sur sa mort l'histoire suivante : Ayant quitté Corinthe pour suivre en Thessalie un jeune homme dont elle était éprise, les femmes de cette contrée, jalouses de sa beauté, l'assassinèrent. Les Corinthiens, reconnaissants des libéralités princières qu'elle fit à leur ville, lui érigèrent un monument, représentant une lionne terrassant un bélier. On dit aussi qu'on lui fit construire un tombeau dans l'endroit même où elle perdit la vie, et qu'on y inscrivit cette épitaphe :

La Grèce, glorieuse et invincible, a été asservie par la beauté divine de Laïs. Fille de l'amour, formée à l'école de Corinthe, elle repose dans les champs en fleurs de la Thessalie.

Il eut été extraordinaire que dans notre beau pays de France, il ne se soit pas trouvé quelque galant poète pour dédier à Laïs une strophe ou un quatrain. C'est Voltaire qui s'est chargé de ce soin, en nous donnant une traduction de la dédicace de Laïs à Vénus, quand, à l'âge du retour, elle déposa son miroir aux pieds de la statue de sa déesse. Dans ce *choix de fleurs* épigrammes piquantes connues sous le nom d'*anthologie grecque*, les auteurs font ainsi parler l'hétaire de C[illegible] :

Je le donne à Vénus, puisqu'elle est toujours belle;
Il redouble trop mes ennuis!
Je ne saurais me voir dans ce miroir fidèle
Ni telle que j'étais, ni telle que je suis.

Grands hommes et Hétaires. — La pl[illegible] hétaires durent surtout leur réputation aux grands hommes qui se firent leurs protecteurs. Dans le nombre, nous citerons :

HERPYLIS. Elle eut l'amour d'Aristote et lui donna un fils. *Le prince des philosophes* la fit son héritière, avant de mourir.

LAGISQUE. Le rhéteur Isocrate, l'ami de Philippe de Macédoine et l'émule de Démosthènes, ne résista p[illegible] .x charmes de cette belle fille.

MÉGALOSTRATE. Elle partagea la philosophie érotique d'Alcman, poète antérieur à Homère, qui succomba à une phtiriase consécutive à ses excès vénériens.

LÉONTIUM. Hétaire athénienne, disciple et maîtresse d'Epicure, remarquable par l'éloquence de son style ; elle inspira une violente passion au poète Hermasianax, et entretint une vive polémique avec le philosophe Théophraste.

THAÏS. Hétaire d'Athènes, elle réussit, quand Alexandre entra dans cette ville, à le captiver par sa beauté et le suivit jusqu'en Asie. Elle prit part à l'orgie à la suite de laquelle le conquérant fit brûler Persépolis. Elle fut ensuite la maîtresse de Ptolémée, qui devint roi d'Egypte. Celui-ci la mit au nombre de ses femmes légitimes, et eut d'elle trois enfants.

BACCHIS. Cette maîtresse fidèle de l'orateur Hypéride fut remarquable par son désintéressement et la bonté de son cœur. On l'appelait la bonne Bacchis; Hypéride écrivit qu'elle avait ennobli le nom de courtisane.

TÉODÈTE. Elle aima tendrement Alcibiade et rendit pieusement les devoirs funèbres au brillant général d'Athènes.

GLYCÈRE. Elle obtint de Ménandre, le *Prince de la nouvelle comédie*, qu'il mît au rang de ses pièces favorites la comédie faite en son honneur. Elle disait souvent : « J'aime mieux être la reine de Ménandre que la reine de *Tarse*, » ville à [illegible] habitait quand elle était royalement entretenue par le [illegible] des provinces asiatiques.

AGATHOCLÉE exerça un empire absolu sur Ptolémée Philo-[illegible] elle bouleversa le royaume.

[illegible]ANASSA fut chérie, comme Ninon, dans sa vieillesse. [illegible] et oublia pour elle les principes sévères de sa philosophie. On dit qu'il lui adressa ces vers (traduction de Fontenelle) :

L'aimable Archéanasse a mérité ma foi,
Elle a des rides, mais je voi,
Une troupe d'Amours se jouer dans ses rides.
Vous, qui pûtes la voir avant que ses appas
E[illegible], du cours des ans, reçu ces petits vides,
Ah ! que ne souffrîtes-vous pas !

ARISTAGORE, courtisane de Corinthe, amante de Démétrius de Phalère. Celui-ci, nommé hipparque à la fête des Panathénées, fit élever à cette courtisane un siège au-dessus d'Hermès. A la célébration des mystères d'Eleusis, il la plaça à l'entrée du sanctuaire.

Démétrius, cité devant le tribunal de l'Aréopage à cause [d]e son luxe : « Je vis en homme bien né, dit-il ; si j'ai pour [m]aîtresse une très belle femme, je ne fais injure à personne. [J]e bois du vin de Chio, je mène une vie voluptueuse, mais je [d]épense mes revenus. Je ne vis ni suborné par des présents, [n]i en adultère, comme quelques-uns de vous. » Et il nomma [p]lusieurs des juges du tribunal. Antigone, à la suite de ce [d]iscours, le fit thesmothète.

BÉDION, riche des dépouilles du poète Antagoras. Simo[n]ide fit contre elle et deux de ses compagnes cette imprécation :

Fuyez, fuyez Cythère, et cette rive ingrate
Qu'infecte la sirène et l'avide pirate ;
L'amant de Bédion et celui de Thaïs
Vous instruisent assez par leurs vastes débris.
Ils pleurent : ils sont nus. Allez, sur ce rivage,
Epouvanter vos yeux d'un insensé naufrage !...

Cléonice. Elle a écrit plusieurs ouvrages de philosophie qui ne nous sont pas parvenus. Elle périt, poignardée par erreur, de la main de Pausanias, dans la chambre duquel elle pénétra la nuit sans s'être fait annoncer.

Manie. On l'appelait aussi l'*Abeille*, en raison de la finesse de sa taille. Elle avait le port et les traits d'une grâce et la voix d'une sirène. Elle attacha à son char de courtisane de nombreux citoyens et étrangers. Les Grecs appelaient son amour une douce folie. Démétrius lui demanda un jour la révélation de ces beautés secrètes que Vénus *callipyge* aurait enviées : elle se retourna, et parodiant deux vers de Sophocle : « Contemple, dit-elle, fils superbe d'Agamemnon, ces objets pour lesquels ton inclination a toujours été si prononcée » Elle fut infidèle à Léonticus, son amant, pour deux jeunes gens qu'elle reçut chez elle la même nuit et auxquels elle se livrait alternativement sans qu'ils le sachent : « J'ai eu la curiosité de connaître, ajoutait-elle, l'espèce de blessure que deux athlètes, tous deux vainqueurs dans les jeux olympiques, pourraient me faire, dans une seule nuit. »

Milto. On l'appelait l'Aspasie orientale. Elle naquit dans la Phocide ; sa modestie égalait sa beauté. On raconte ainsi son histoire : un satrape l'enlève et la conduit à Sardes, dans le palais de Cyrus. Les eunuques la mènent à l'appartement des femmes.

Milto pleure ; l'horreur de sa destinée se dévoile à ses regards : elle rejette avec indignation la parure qu'on lui présente ; elle invoque tour à tour les dieux, son père et la vengeance.

On la traîne dans la salle du festin. Cyrus était ivre. Elle résiste d'abord à toutes les tentatives faites contre sa pudeur, mais ensuite elle accorde à l'amour ce qu'elle avait refusé à la tyrannie. Cyrus voulut la combler de présents ; elle lui répondit ces paroles rares dans la bouche d'une courtisane : « Ces présents magnifiques doivent appartenir à Parisatis, la mère de Cyrus. Cet argent, ces trésors sont à votre peuple ; mon trésor à moi est dans votre cœur. »

Elle éleva cependant une statue d'or à Vénus, qui avait

présidé à sa destinée. Après la mort et la défaite de Cyrus, elle fut amenée prisonnière à Artaxercès, qui la trouva belle et la prit pour maîtresse. Mais elle n'eut jamais d'amour pour ce prince, qui lui donnait pour rival de ses royales faveurs un horrible eunuque, pour lequel il éprouvait une grande passion.

LEÆNA. Hétaire philosophe, maîtresse d'Harmodius, conspira avec lui contre le tyran Hippias. Mise à la torture pour qu'elle nommât ses complices, afin d'être sûre de ne pas faiblir et de garder son secret, elle se coupa la langue avec ses dents et la cracha à la figure de ses bourreaux. On lui éleva un monument d'airain représentant une lionne, la gueule ouverte et sans langue, qu'on plaça près de la citadelle d'Athènes.

TARGÉLIE. Elle refusa de trahir sa patrie, au profit de Xercès; elle fut la maîtresse de tous les chefs des armées grecques, et dut à son esprit remarquable autant qu'à sa beauté, de devenir reine de Thessalie, comme l'a écrit Plutarque.

NICARÈTE. Elle fut la maîtresse du célèbre philosophe Stilpon, de Mégare. Mathématicienne remarquable, son cœur avait un faible prononcé pour tous ses frères de la mathématique.

THÉORIS. Elle se sacrifia à l'amour sénile du grand Sophocle. Démosthènes, pour se venger de ses dédains, la fit condamner à mort pour un prétendu crime d'impiété commis dans ses fonctions de prêtresse du temple de Vénus et de Neptune. C'est pour Théoris que le vieux Sophocle adressait cet hymne à Vénus : « O déesse, écoute ma prière! Rends Théoris insensible aux caresses de cette jeunesse que tu favorises, répands des charmes sur ma chevelure blanche; fais que Théoris préfère un vieillard. Les forces du vieillard sont épuisées, mais son esprit conçoit encore des transports. »

THÉODOTE. Elle s'éprit à ce point de Socrate qui se faisait appeler le sage conseiller en amour, σοφος τα ερωτικα l'ami des femmes, qu'Aristophane, le rival du philosophe, se vengea, en portant contre celui-ci l'accusation grave de corrompre la jeunesse et d'introduire des divinités nouvelles, accusation qui aboutit à la ciguë, mais qui ne rendit pas le poète plus heureux auprès de la superbe courtisane.

GNATHÈNA. Remarquable par son esprit et la vivacité de ses réparties, elle fut longtemps la tyrannique maîtresse du poète Dyphile. A l'exemple des philosophes, qui suspendaient dans leur académie les tables de leurs lois particulières, elle avait placé dans son vestibule le code de ses institutions, les lois érotiques et le régime du lieu, en 320 vers.

PYTHIONICE. Célèbre par le luxe royal qu'elle afficha aux dépens d'Harpalus, le lieutenant concussionnaire d'Alexandre à Babylone.

SCYONNE, SATYRA, LAMIA et NANION, qui s'attelèrent un jour au char de Thémistocle.

Et bien d'autres encore, courtisanes et amantes, accordant très gracieusement leurs plus intimes faveurs aux maîtres de la poésie, de l'éloquence et de l'art, avec autant d'empressement qu'aux grands favorisés de la fortune et de la naissance.

§ VI. L'amour antiphysique en Grèce

PÉDÉRASTIE et SODOMIE.

Les dépravations des mœurs asiatiques, les rapports contre nature des hommes et des femmes se propagèrent en Grèce avec le culte des idoles, en se transformant, dit-on, en une espèce d'aberration sentimentale et sensuelle de l'esthétique du corps humain. Le culte de Vénus et la prostitution féminine enrayèrent en partie cette tendance des Grecs vers ce vice inné des peuples orientaux, et, notamment, des Lydiens, des Syriens et des Phéniciens. Aussi, les premiers législateurs, Dracon, Solon et les autres portèrent-ils toute leur attention à réprimer les effets pernicieux de l'amour antiphysique, et surtout à protéger l'enfance contre les attentats auxquels celle-ci était exposée.

Dans sa harangue contre l'impudique Timarque, Eschine dit aux juges : « Nous sommes obligés de confier nos enfants à des maîtres qui ne peuvent subsister qu'autant qu'ils ont des mœurs, et auxquels le défaut de sagesse ôterait toute ressource. Le législateur, néanmoins, toujours plein de défiance, désigne clairement l'heure à laquelle un enfant libre doit aller aux écoles, et quand il doit en sortir. Il défend aux maîtres et aux chefs des gymnases de les ouvrir avant le soleil levé, et il leur ordonne de les fermer avant le soleil couché, tenant pour suspectes la solitude et les ténèbres. Il veut que le chorège, qui emploie les enfants pour les fêtes de Bacchus, ait passé quarante ans, afin qu'il n'ait de liaison avec eux que dans un âge mûr. Suivant le législateur, l'enfant bien élevé, parvenu à l'âge d'homme, peut être utile à sa patrie. Mais, si le naturel est gâté d'abord par une vicieuse éducation, les enfants ne peuvent donner que des citoyens corrompus semblables à Timarque.

« Le législateur a encore porté une autre loi pour la sûreté de vos enfants, la loi de la prostitution : il établit les dernières peines contre quiconque prostituera un enfant libre ou une femme. Quelle autre loi a-t-il encore portée ? La loi concernant l'outrage, qui renferme, dans un seul mot, tous les délits de cette nature. Elle dit expressément que quiconque outragera un enfant, (on l'outrage quand on l'achète pour ses plaisirs), ou un homme, ou une femme, soit libre, soit esclave ; quiconque se portera contre quelqu'une de ces personnes à des excès criminels pourra être accusé et condamné à une peine corporelle. »

Eschine rappelle ensuite la disposition de la loi contre les hommes qui s'adonnent eux-mêmes à la prostitution, et qui est ainsi conçue : « Quiconque des Athéniens se prostituera aux plaisirs d'autrui ne pourra être choisi pour les neuf Archontes ; il ne pourra être nommé à un sacerdoce ; il ne pourra plaider pour le peuple, ni obtenir aucune magistrature dans la ville ou hors la ville, par le sort ou par l'élection ; il ne pourra être envoyé comme héraut d'armes, ni comme député ; il ne pourra donner son avis ni dans le Sénat, ni dans l'assemblée du peuple. »

Toutes ces précautions prises par les législateurs montrent bien la tendance qu'avaient les Grecs pour le vice contre nature. En effet, malgré toutes les rigueurs des lois, Athènes acquit presque autant de célébrité, par ses pédérastes et ses pédophiles, que Corinthe par ses tribades. Aristophane disait dans sa comédie *les Nuées*, écrite contre Socrate : « Autrefois, il était défendu à un garçon d'être assis dans » l'arène autrement qu'avec un vêtement qui descendait bas » sur les cuisses, afin de ne montrer rien d'indécent aux étran- » gers ; il n'oubliait jamais, quand il se levait, d'effacer jus- » qu'à la trace de sa place, pour que l'empreinte des parties » naturelles n'excitât aucun désir chez les amoureux. »

D'après les historiens grecs, nous savons aussi que dans le voisinage des gymnases et des palestres se trouvaient les boutiques des barbiers, Κουρεῖα, des parfumeurs, Μυροπωλεῖα, des changeurs, Τραπέζαι, des fabricants, Εργατεροι, et les maisons des bains, Βαλανεῖα, qui servaient de réunions aux pédérastes actifs et passifs. Si l'on s'en rapporte à la harangue d'Eschine, les actes de pédérastie et de sodomie de ces hommes s'exerçaient publiquement dans les endroits retirés et obscurs de la ville, principalement à la Pnix, place d'Athènes, située en face de l'Acropole.

Ce vice qui, à Sparte, suivant Elien, Platon et Xénophon, était puni du déshonneur, de l'exil et de la mort, chez les Eliens et les Béotiens, était toléré et même autorisé. Et il était tellement répandu dans la ville de Chalcis, en Eubée, à Chios et à Siphnos, îles de l'archipel, qu'on se servait proverbialement du nom de ces pays, comme radical, pour former des verbes synonymes de παιδεραστεῖν, sodomiser. « D'après Rosenbaum, les Grecs ne voyaient dans la pédérastie qu'une passion contre nature, une forme du libertinage, ἀκολασία. On trouvait peut-être chez les uns, dit-il, des raisons qui paraissent justifier leur goût particulier, et on ne voyait dans leur manière de se procurer du plaisir qu'un moyen de soulager leurs sens, qu'une *figura Veneris*, qui approchait de l'onanisme. Mais pour le pédéraste passif, qui provoquait les premiers, il n'y avait pas une raison semblable, car on ne pouvait pas regarder certain prurit, *prurigo ani impudicus*, comme une cause physique de cette passion. On devait le considérer comme un être placé sous une influence maladive... »

Ces rapports antiphysiques n'existaient pas seulement chez les individus des classes inférieures; ils avaient lieu également chez les hommes appartenant à l'aristocratie. Une hétaire du nom de Nico, renommée pour son esprit ironique, se trouvait avec le *mignon* de Sophocle, appelé Démophon. Celui-ci lui demanda la permission de s'assurer qu'elle était faite comme la Vénus Callipyge : « Que veux-tu faire de cela, lui dit-elle dédaigneusement, est-ce pour le donner à Sophocle ? »

Une autre preuve historique de l'amour antiphysique est l'histoire de la passion de Socrate pour Alcibiade que certains commentateurs ont considérée comme un sentiment d'amour sentimental, de pédophilie exagérée. Qu'on comprenne la chose comme l'on voudra ; mais Platon a rapporté un fragment de dialogue entre Aspasie et Socrate, au sujet d'Alcibiade, qui n'implique pas une parfaite et chaste innocence de la part du philosophe. En voici la traduction :

— Socrate, j'ai lu dans ton cœur ; il brûle pour le fils de Dinomaque et de Clinias. Ecoute, si tu veux que le bel Alcibiade te paie de retour, sois docile aux conseils de ma tendresse...

— O discours ravissants ! s'écrie Socrate, ô transports !... Une sueur froide a parcouru mon corps, mes yeux sont remplis de larmes...

— Cesse de soupirer, interrompit-elle ; pénètre-toi d'un enthousiasme sacré ; élève ton esprit aux divines hauteurs de la poésie : cet art enchanteur t'ouvrira les portes de son âme. La douce poésie est le charme des intelligences ; l'oreille est le chemin du cœur, et le cœur l'est du reste...

— Pourquoi pleures-tu mon cher Socrate ? Il troublera donc

toujours ton cœur, cet amour qui s'est élancé comme l'éclair, des yeux de ce jeune homme insensible ? Je t'ai promis de le fléchir pour toi.

Comment faut-il appeler cet amour d'un homme pour un adolescent? Les moralistes ont dit que la cause des vices antiphysiques chez les Grecs résidait dans certaines liaisons qu'ils se permettaient comme honnêtes, mais qui les conduisaient fatalement à des actes malhonnêtes. Le *dialogue des amours,* attribué à Lucien, donne une autre raison à l'amour pour les jeunes garçons. Nous trouvons, en effet, deux personnages qui discutent aux alentours du temple de Cnide, l'un sur l'amour des femmes, l'autre sur celui des garçons. Nos deux orateurs sont Chariclès et Callicratidas. Nous allons voir les arguments dont ils se servent à l'appui de leurs opinions :

CHARICLÈS. Ta victime souffre et pleure dans tes odieuses caresses ; si l'on permet de tels désordres parmi les hommes, il faut laisser aux Lesbiennes leur stérile volupté.

CALLICRATIDAS. Les lions n'épousent pas les lions, dis-tu ? C'est que les lions ne philosophent pas... Le matin, au sortir du lit, la femme ressemble à un singe ; des vieilles et des servantes, rangées à la file comme dans une procession, lui apportent les instruments et les drogues de sa toilette, un bassin d'argent, une aiguière, un miroir, des fers à friser, des fards, des pots remplis d'opiat et d'onguents pour nettoyer les dents, noircir les sourcils, teindre et parfumer les cheveux : on croirait voir le laboratoire d'un apothicaire. Elle couvre à moitié son front sous les anneaux de ses cheveux, tandis qu'une autre partie de sa chevelure flotte sur ses épaules. Les bandelettes de sa chaussure sont si serrées qu'elles entrent dans sa chair ; elle est moins vêtue qu'enfermée sous un tissu transparent qui laisse voir ce qu'il est censé cacher. Elle attache des perles précieuses à ses oreilles, des bracelets en forme de serpents d'or à ses poignets et à ses bras ; une couronne de diamants et de pierreries de l'Inde repose sur sa tête ; de longs colliers pendent à son cou ; des talons d'or ornent sa chaussure de pourpre ; elle rougit ses joues impudentes, afin de dissimuler sa pâleur. Ainsi parée, elle sort pour adorer des déesses inconnues, et fatales à son mari. Ces adorations sont suivies d'initiations mal famées et de mystères suspects. Elle rentre, et passe d'un bain prolongé à une table somptueuse; elle se gorge d'aliments, elle goûte à tous les mets. Un lit voluptueux l'attend : elle s'y livre à un sommeil inexplicable, si c'est un sommeil ; et quand elle sort de cette couche moelleuse, il faut vite courir aux thermes voisins

Voyons maintenant le jeune homme. Il se lève avant l'aurore, se plonge dans une eau pure, étudie les maximes de la sagesse, joue de la lyre, exerce sa vigueur sur des coursiers de Thessalie, et lance le javelot. Qui ne serait l'ami d'un pareil adolescent ? L'amour était le médiateur de l'amitié entre Oreste et Pylade ; ils voguaient ensemble sur le même vaisseau de la vie : il est beau de s'exciter aux actions héroïques par une triple communauté de plaisirs, de périls et de gloire. L'âme de ceux qui aiment de cet amour céleste habite les régions divines, et *deux amants de cette sorte reçoivent, après la vie, le prix immortel de la vertu.*

Callicratidas, a dit Chateaubriand (1) a exprimé dans son plaidoyer l'opinion de Platon et de Socrate, déclaré le plus sage des hommes. Il fait observer que Licinius juge le procès entre Chariclès et Callicratidas : il laisse les femmes aux hommes vulgaires et les petits garçons aux philosophes.

Quant à Théomneste, un autre juge du débat, « il rit de la prétendue pureté de l'amour philosophique, et finit par la peinture d'une séduction dont les nudités sont à peine supportables sous le voile de la langue grecque. » C'est Chateaubriand qui interprète ainsi ce passage, qui le conduit à cette conclusion que : les plus grands personnages de la Grèce et les plus hautes renommées passèrent sous le joug de ces dégradantes passions. Alexandre fit rougir ses soldats de sa familiarité avec l'eunuque Bagoas. Sophocle sort d'Athènes avec un jeune garçon qui lui dérobe son manteau ; Euripide se raille de Sophocle et lui déclare qu'il a possédé pour rien la même créature.

(1) Chateaubriand, études historiques.

Autre fait : Dans le dialogue des *Courtisanes* de Lucien, on voit Chélidonion proposer à Drosé d'écrire avec du charbon sur les murs du Céramique : *Aristenet corrupit Clinias.* Cet Aristenet était un philosophe qui avait enlevé Clinias à Drosé.... C'est édifiant.

Telles étaient les mœurs grecques ! Les poètes chantaient les amours antiphysiques des dieux, de Minos pour Thésée, de Laïus pour Chrysippe. Hiérononyme, le péripatéticien, louait la pédérastie, et faisait l'éloge de la légion de Thèbes ; et Agnon, l'académicien, considérait comme licite, chez les Spartiates, la prostitution des deux sexes avant le mariage.

Citons encore un passage très curieux de Dion Chrysostome (1), qui prouve l'effrayante extension qu'avait prise la pédérastie chez les habitants de Tarse, et qui peut donner une idée de ce qu'était alors ce vice en Orient. Le voici : « Il ne sera pas sans intérêt de faire connaître un fait remarquable : c'est que beaucoup d'individus sont atteints d'une maladie qui, comme je l'apprends, était autrefois beaucoup plus fréquente chez d'autres que chez vous. Vous me demandez quelle est cette maladie. Bien que je ne puisse m'exprimer plus clairement, il ne vous sera néanmoins pas difficile de la deviner.

« Ne croyez pas que je parle de choses secrètes ou cachées ; non, les faits parlent assez nettement d'eux-mêmes. Beaucoup dorment en marchant et en parlant, quoiqu'ils paraissent bien éveillés ; il n'en est cependant pas ainsi : la preuve la plus évidente de leur sommeil, c'est qu'ils ronflent, ῥέγχουσιν. Je ne puis certainement m'exprimer avec plus de décence. Cependant tous ceux qui dorment ne sont pas atteints du mal. Ce vice déshonore et stigmatise la ville. Ce sont surtout ceux qui dorment pendant le jour qui sont le plus grand opprobre de la patrie, et vous devriez les bannir du pays, de même qu'on devrait les chasser de partout. Bien que menacés de toutes sortes de peines et livrés au mépris public, on les trouve à tous moments dans les différents endroits de la ville. Du

(1) Orationes XXXIII, vol. II.

reste, leurs vices sont passés aux petits garçons et aux adultes : sans cesser d'être honnêtes, ceux-ci ne considèrent cependant la chose que comme insignifiante, et quoiqu'ils se gardent du fait, ils ne le désirent pas moins. Si l'on trouvait une ville où l'on n'entendrait que des gémissements et où personne ne pourrait se promener sans qu'à chaque instant il fût tourmenté par des plaintes, en vérité, qui voudrait y demeurer ? Le gémissement ordinaire est, comme tout le monde le sait, l'expression du malheur ; mais celui dont je parle est le résultat de l'impudicité la plus affreuse. Il est certes préférable d'avoir des relations avec des infortunées qu'avec des pédérastes.

« S'il est impossible d'entendre toujours jouer de la flûte, et si, comme on le dit, le séjour du rocher qui résonne du chant des Sirènes est insupportable, quel homme vertueux pourrait se faire à ce son désharmonieux et rauque ? Celui qui passerait devant une maison où il entendrait ces plaintes, penserait assurément que c'est une maison publique ; mais que dirait-il d'une ville où ces gémissements frapperaient ses oreilles en tous lieux, à toute heure, à toute minute ?

« La pédérastie se pratique dans les rues, dans les maisons, sur les places publiques, au théâtre, au gymnase. J'ajoute que jusqu'ici je n'ai pas encore entendu de joueur de flûte s'exerçant sur son instrument dès le grand matin, tandis que la musique affreuse des pédérastes commence déjà au point du jour.

« En vérité, je ne me cache pas qu'on m'accusera de dire des absurdités en parlant de ces choses-là ; cependant elles ne sont rien moins que légères. Vous qui, en conduisant sur vos charrots, des légumes au marché, n'examinez sur votre chemin que la grande quantité de pain blanc, ainsi que la viande fraîche et salée, considérez aussi une fois avec la même attention cette horreur.

« Si quelqu'un venait dans une ville où ce vice pût se montrer au doigt, que dirait-il d'un tel endroit ? Que serait-ce si tous s'y promenaient la robe relevée, comme s'ils marchaient dans la boue ? Ignorez vous donc d'où provient votre honte, ce qui donne à vos ennemis le droit de vous mépriser ? Et pourquoi vous appelle-t-on *Kerchidas*? Peu vous importe, croyez-vous, ce que les autres disent de vous, mais bien ce que vous faites vous-mêmes.

« N'est-il pas affreux (et je pense) plus dangereux que la peste de voir une maladie frapper certains hommes du peuple, de manière à leur donner à tous une voix de femme, de telle sorte que ni jeune homme ni vieillard ne puissent plus proférer aucun son mâle ? — Aucun entend avec plaisir parler une femme, parce que cette voix est naturelle ; il n'en est pas de même des androgynes, des cinædes, ou bien des individus auxquels on a amputé les parties génitales. Quoique ce timbre ne se rencontre pas toujours et chez tous, il leur est néanmoins inhérent ; c'est pour eux un stigmate caractéristique. Eh bien ! si quelqu'un voulait vous juger à distance par le timbre seul de la voix, il pourrait décider quelle espèce d'homme vous êtes et ce que vous faites, car vous n'êtes bon qu'à garder les bœufs et les moutons. Loin de vous considérer comme des descendants des Argines, comme vous le soutenez, il vous prendrait pour des Grecs, qui surpassent les Phéniciens en impudicité et en luxure. Quant à moi, je pense que l'homme vertueux n'a rien de mieux à faire que de se boucher les oreilles avec de la cire lorsqu'il se trouve dans une ville pareille, comme s'il passait devant les sirènes. Ici, il court un danger de mort : mais là, c'est celui du déshonneur et de la débauche la plus honteuse. Autrefois, on n'entendait chez vous que les sons de la musique ionique, dorique, ou bien l'harmonie phrygienne ou lydienne ; mais aujourd'hui vous ne trouvez de charmes que dans la musique des Arcadiens et des Phéniciens ; vous préférez ce rythme à tout autre, comme s'il était possible de faire de la bonne musique avec le nez ? — un rythme pareil doit nécessairement être suivi d'autre chose.

« Vous n'ignorez pas qu'une maladie endémique s'est emparée de vos nez, de la même manière que chez d'autres le courroux du ciel a frappé quelques parties en particulier, tels que les mains, les pieds et le visage. On dit qu'Aphrodite, pour punir les femmes de Lesbos, leur a envoyé une maladie des aisselles; eh bien! c'est ainsi que la colère divine a détruit le nez du plus grand nombre de vous, et c'est de là qu'est venu ce son particulier, car de quelle autre cause proviendrait-il? C'est le signe de l'impudicité la plus honteuse poussée jusqu'au délire, et du mépris de toute moralité. Votre langage, votre démarche, votre regard, tout en fait foi. »

Cette affection du nez, qui rappelle l'ulcération de papules syphilitiques de la membrane pituitaire et la carie des os du nez, des cornets et du vomer, qui en sont la conséquence, a été mentionnée également par Ammianus Marcellus, dans sa description des mœurs des Romains (1) : *aut pugnaciter aleis certant, turpi sono fragosis naribus introrsum reducto spiritu concrepantes.*

Il n'y avait pas qu'à la voix que se reconnaissait le pédéraste, Aristote (2) le diagnostiquait aux signes suivants : « Le cinæde a l'œil hagard, les mouvements des mains sont relâchés; il marche en croisant les jambes l'une sur l'autre, les yeux sont très mobiles. Tel était le sophiste Dionysius. »

Polémon, de son côté (3), reconnaît l'androgyne « à son regard languissant et lascif, il tourne les yeux; il éprouve une grande mobilité, des tractions nerveuses au front et dans les joues, des contractions aux paupières; le cou est penché, les hanches sont constamment en mouvement; les genoux et les mains paraissent arqués; le regard est fixe et droit en avant. Il parle d'un voix flûtée, criarde et tremblante. »

Philon, philosophe platonicien, après avoir parlé des lois de Moïse sur la fornication, a fait une symptomatologie très exacte du pédéraste, qui a droit de figurer aussi dans l'histoire de la prostitution. Il dit :

« Un autre mal, plus grand que celui que je viens de signaler, s'est glissé dans les États, savoir la pédérastie. Autrefois, c'était presque une honte de prononcer seulement ce nom; aujourd'hui, c'est presque une gloire non seulement pour ceux

(1) Ammiatus Marcellus. Rerum gestarum lib XIV, cap 19.
(2) Physiognomicon, cap 3.
(3) Physiognomicon lib. II.

qui la pratiquent, mais pour ceux-là mêmes qu'on dit être affectés de la νόσος θήλεια ; cette maladie fait cependant disparaître chez eux tout caractère de virilité, et les efféminе au dernier point. Pour atteindre leur but, ils tressent et arrangent leurs cheveux ; ils se fardent et se peignent la figure avec de la céruse, du rouge et autres choses semblables ; ils se parfument avec des huiles odorantes, (car c'est de parfums qu'ils ont le plus besoin) ; en tenant beaucoup au luxe extérieur, ils ne sont pas honteux de changer d'une manière artificielle l'homme en femme. Ils faut être sévère contre eux, si l'on veut obéir à la loi naturelle ; il ne faut pas les laisser vivre un jour, pas même une heure, car ils ne sont pas seulement la honte d'eux-mêmes, mais aussi de leur famille, de leur patrie, et même du genre humain entier.

« Le pédéraste doit subir cette peine, parce qu'il cherche un plaisir contre nature et parce qu'il ne contribue pas pour sa part à l'augmentation de la population, car il détruit en lui la faculté de procréer, et il propage deux des plus grands vices : L'impuissance et l'efféminátion ; il pare les jeunes gens comme des femmes, et il amollit les hommes dans la fleur de l'âge, au lieu de les encourager à acquérir de la force et de l'énergie. Enfin, à la manière d'un mauvais cultivateur, il laisse en friche le sol profond et fertile, et le rend stérile ; il laboure au contraire jour et nuit un terrain dont il ne peut assurément attendre aucun produit. Cela provient, comme je le crois, de ce que, dans un grand nombre de pays, on a institué des prix pour la lubricité du pédéraste et du pathicus. »

Dans un autre passage, Philon, parlant des habitants de Sodome, dit que « s'il arrivait qu'ils eussent des enfants, ils devenaient *pathici* et contractaient la νόσος θήλεια, vice contre lequel tout fut inutilement employé, et ils corrompirent autant qu'il était en eux tout le genre humain. »

L'histoire de la pédérastie dans l'antiquité a déjà permis à Starck de considérer ce vice comme un *Vitium corporis* ou *effeminatio interno morboso corporis statu procreata.* Les pathologistes modernes le rangent aujourd'hui dans la folie érotique consciente, et ne voient en lui qu'une perversion du sens génésique. Ils ont même admis une distinction entre la pédérastie congénitale et la pédérastie acquise.

La première, contemporaine de la naissance, résulte d'un trouble primordial dans le cerveau. La seconde résulte tantôt d'habitudes vicieuses, telles que la débauche ou l'alcoolisme, tantôt de maladies, telles que la paralysie générale chez les vieillards, ou les affections des organes génito-urinaires, la cystite en particulier (1).

La prostitution ne donna pas seulement naissance à la pédérastie ; elle initia les hommes à tous les genres d'impudicité et leur apprit les vices que les Grecs désignaient, dans leur ensemble, par le mot λεσβιάζειν, c'est-à-dire imiter les Lesbiens.

(1) M. le Pr Ball s'exprime ainsi dans une de ses leçons cliniques :

Dans l'antiquité, la pédérastie était admise comme une chose très naturelle et presque en honneur. Il est certain qu'elle peut se concilier avec la plus saine raison et la plus brillante intelligence. Aussi voyons-nous Ganymède remplir auprès de Jupiter des fonctions qu'on ne mettrait pas aujourd'hui sur les autels.

« Nous avons l'habitude de considérer l'antiquité à travers un prisme. Dans notre admiration pour les grands hommes de Plutarque, nous oublions parfois que le plus vertueux des héros de la Grèce, Épaminondas, se faisait l'amant de ses soldats, et que, lorsqu'il tomba sur le champ de bataille de Mantinée, deux de ses fidèles se passèrent leur épée à travers le corps, de désespoir amoureux.

« Le grand Alexandre lui-même n'aimait que les garçons, si bien qu'il fût difficile de lui faire prendre les précautions nécessaires pour perpétuer la gloire de son nom.

« Mais ce n'étaient là que les effets du vice, et nous n'avons à nous occuper que de malades. Un exemple célèbre et presque historique est celui du comte C.... rapporté par Casper. Cet homme, d'une des meilleuree familles de la Prusse, ayant conservé jusqu'à l'âge de trente-deux ans une chasteté presque absolue, justifia cette parole du grand Frédéric : « L'amour est un dieu perfide, quand on lui résiste en face, il se retourne. » Ayant fondé une société de pédérastes auxquels il écrivait des lettres passionnées et faisait des scènes de jalousie et d'infidélité, il fut poursuivi, jugé, et déclaré malade d'esprit, peut-être un peu grâce aux hautes influences de sa famille.

« Les hommes de ma génération se rappellent une association semblable qui florissait à Paris pendant les dernières années du second empire et qui recélait les plus grands noms de France. On avait institué plusieurs sortes de dignité, entre autres celle de l'archevêque de Paris qui bénissait les mariages. Cette société, longtemps tenue secrète, ne résista pas aux investigations alors très inquiètes de la préfecture de police ».

A ce propos, il faut lire Lucien (1) s'adressant à l'ignoble Timarque, qui avait souillé sa bouche dans les plus impures caresses : « Or, pourquoi deviens-tu furieux, car le peuple ajoute encore que tu es *fellator* et *cunnilingus*, mots que tu parais comprendre aussi peu que *apophras* : peut-être les prends-tu pour des titres honorifiques ? ou bien tu y es habitué sans l'être au mot *apophras*, veux-tu retrancher de tes titres celui que tu ne connais pas ?

« Je sais parfaitement ce que tu as fait en Palestine, en Egypte, en Phénicie, en Syrie, ensuite en Hellas et en Italie, et maintenant ce que tu fais à Ephèse où tu mets le comble à tes œuvres.

« Mais tu ne réussiras jamais à persuader à tes concitoyens que tu ne leur répugnes pas à tous, que tu n'es pas le rebut de la ville entière. Tu te fais fort sans doute de l'opinion qu'on avait de toi en Syrie, où on ne t'aurait accusé d'aucune faute, d'aucun vice ? Mais par Hercule, Antioche entière connaît l'histoire de ce jeune homme venant de Tarse, que tu as corrompu ; et cependant il me sied peut-être mal de publier des choses pareilles. Tous ceux qui se sont trouvés sur les lieux s'en souviennent et le savent très bien, puisqu'ils t'ont vu appuyé sur les genoux et faire ce que tu sais bien, si tu ne l'as pas oublié.

« Mais quand on te surprit couché sur les genoux du fils du tonnelier Oinopion, que pensais-tu alors ? Ne te prit-on pour tel lorsqu'on vit de pareilles choses ? Par Jupiter, comment oserais-tu encore nous embrasser après une action semblable ? Plutôt embrasser une vipère ! Car un médecin appelé peut du moins enlever le danger de la morsure. Mais après avoir reçu de toi un baiser, porteur d'un tel venin, qui oserait encore approcher d'un temple ou d'un autel ? Quel dieu voudrait écouter ce suppliant ? de combien de bénitiers et de trépieds n'aurait-il pas besoin ? »

De même que l'on employait le mot λεσβιάζειν pour désigner le vice du *fellator*, on désignait sous celui de φοινικίζειν la

(2) Pseudologist (Opéra. Cap. VIII).

honteuse habitude du *cunnilingus* qui se pratiquait en Phénicie. Et on poussait tellement loin le mépris de toute pudeur, dit Rosembaum, qu'on n'avait pas honte de se servir des femmes et des filles qui avaient leurs règles; et c'est un fait qui a une grande importance au point de vue de la genèse de la syphilis.

Ce vice, désigné souvent sous le nom de σκύλαξ parce qu'il est pratiqué par les chiens, était devenu très commun en Grèce, comme le prouvent les épigrammes d'Aristophane, qui n'hésitait pas à en parler dans ses comédies (1), et certains passages de l'anthotologie grecque (2) et enfin les observations de Galien (3).

Tribaderie et Saphisme

On a admis que lorsque, chez un peuple, les mœurs des hommes sont dépravées, celles des femmes le sont toujours davantage. Cette proposition demande à être discutée. L'amour lesbien existait en Grèce au plus haut degré, il est vrai, mais il était inconnu des femmes et des filles des citoyens d'Athènes, que la sagesse du législateur avait renfermées dans les gynécées. Ignorantes des excitations des sens, les matronnes avaient été par lui exclues de la vie mondaine, et maintenues avec intention dans les limites restreintes d'une éducation plus que médiocre. Les grandes courtisanes, les musiciennes, les danseuses, les hétaires instruites, philosophes, poètes et rhétoriciennes étaient, par contre, extrêmement adonnées au vice asiatique. En voulant s'élever dans le domaine de la haute culture de l'esprit, dédaigneuses des préceptes de la morale vulgaire, elles avaient trouvé les fruits de l'arbre de la science. Et, de même que chez les hommes, l'amour antiphysique, chez les femmes, apparut, sous la forme nymphomaniaque, mais exclusivement pratiqué par quelques courtisanes, dont les sens étaient émoussés par les excès. Connu

(1) Acharn. 271. — Equit. 1284. — Pax 885.
(2) Lib. 11, tit. 13, N 19.
(3) De simpl. médic. temperam. ac facult. Lib. X cap. 1.

sous le nom d'amour lesbien, il fut d'abord formulé par l'imagination poétique de Sapho : il comprend donc, dans son ensemble, l'étude des aberrations de l'instinct et du sentiment.

Les historiens de l'antiquité nous ont laissé la relation de ces affections morbides, qui intéressent à la fois la pathologie et la psychologie Les Grecs avaient donné au vice des femmes le nom de *Amour réciproque*, Ἀντέρως et à celles qui s'y adonnaient le nom de *Tribades*, Τριβάς. Lucien a raconté dans ses plus intimes détails une nuit d'orgie entre tribades, sous la forme d'un dialogue entre deux courtisanes, Clénarium et Léæna. — Celle-ci, questionnée par son amie, avoue dans quelles circonstances elle a eu des relations sexuelles avec Mégilla, comment, encore innocente, elle a été séduite par cette tribade de Corinthe. Elle termine ainsi le récit de cette scène de fureur hystérique. — Mégilla me supplia longtemps, me fit présent d'un collier précieux, d'un vêtement diaphane. Je me prêtai à ses transports ; elle m'embrassait alors comme un homme : elle se croyait tel, s'agitait et succombait sous le poids de la volupté. — Et quelles étaient tes sensations, fait son amie Cléonarium, où, comment? — Ne me demande pas le reste, répond Léæna. Véritable turpitude !.. Par Uranie ! Je ne le révélerai pas.

Dufour, qui s'est étendu très longuement sur la tribaderie des courtisanes et des joueuses de flûte, a fait d'intéressantes réflexions à ce sujet : « Ces femmes tenaient moins à l'amour des hommes, dit-il, qu'à celui dont elles seules faisaient tous les frais. Exercées de bonne heure dans l'art de la volupté, elles arrivaient bientôt à des désordres où leur imagination entraînait leurs sens. Leur vie entière était comme une lutte perpétuelle de lascivité, comme une étude assidue du beau physique : à force de voir leur propre nudité et de la comparer à celle de leurs compagnes, elles y prenaient goût et elles se créaient des jouissances bizarres et d'autant plus ardentes, sans le secours de leurs amants, que souvent ceux-ci les laissaient froides et insensibles. Les passions mystérieuses qui s'allumaient ainsi chez les aulétrides étaient violentes, terribles, jalouses, implacables.....

« Ces mœurs dépravées étaient si répandues chez les joueuses de flûte, que plusieurs d'entre elles se réunissaient souvent dans des festins, où pas un homme n'était admis ; et là elles faisaient la débauche sous l'invocation de Vénus *Péribasia*. Ce fut dans ces festins, qu'on appelait *festins callipyges*, ce fut au milieu des coupes de vin couronnées de roses, ce fut devant le tribunal de ces femmes demi-nues, que le combat de la beauté se livrait encore, comme sur les bords de l'Alphée, du temps de Cypélus, sept siècles avant l'ère chrétienne. »

Pour se rendre un compte exact de ces fêtes nocturnes où les hétaires, les joueuses de flûte et les danseuses se disputaient non seulement la palme de la beauté, mais encore de la volupté, il faut lire les *Lettres d'Alciphron* (1). Il y a dans ce recueil la lettre que Mégare, la courtisane la plus libertine de son temps, écrivait à la douce Bacchis, la plus chaste des hétaires, dont les mœurs et la conduite étaient, d'après ses compagnes, trop honnêtes pour l'état dans lequel elle vivait. Mégare raconte donc les détails d'un festin magnifique entre hétaires et aulétrides : « Quel repas délicieux ! dit-elle dans sa lettre ! quelles chansons ! que de saillies ! on a vidé des coupes jusqu'au lever de l'aurore. Il y avait des parfums, des couronnes, les vins les plus exquis, les mets les plus délicats. Un bosquet ombragé de lauriers fut la salle du festin ; rien n'y manquait... » On peut deviner le reste ; ce sont des scènes successives de prostitution et de désordre des sens, qui sont de plus en plus surexcités par les libations et les propos les plus obscènes.

A côté de la sensualité nymphomaniaque de la prostitution, il faut maintenant faire une place pour l'érotomanie. Esquirol a justement différencié ces deux affections. Dans la nymphomanie, le mal naît des organes reproducteurs dont l'irritation réagit sur le cerveau. Dans l'érotomanie, l'amour est dans la tête. Le nymphomaniaque est victime d'un désordre physique, l'érotomaniaque est le jouet de son imagination : il est atteint de délire partiel. En d'autres termes, l'érotomanie

(1) Elles ont été publiées en français, en 1785, par l'abbé Richard, et ensuite par P. Chaussard.

BIBLIOTHÈQUE NATIONALE R.F. IMPRIMÉS

est à la nymphomanie ce que les affections vives du cœur sont au libertinage. « Dans l'érotomanie, ajoute le savant aliéniste, les yeux sont vifs, animés, le regard passionné, les propos tendres, les actions expansives... Mais dans leur sommeil les malades ont des rêves qui ont inventé les *succubes* et les *incubes*. »

Il ne faut donc pas perdre de vue, comme l'a dit Lorry, que chez les érotiques il y a toujours une sorte d'éréthisme des organes de la génération. Les explications que nous donne Esquirol sur les névroses liées aux fonctions vénériennes des femmes étaient nécessaires pour comprendre l'amour lesbien que Sapho révéla au monde grec, et qui a été le sujet d'interprétations différentes.

Dans l'histoire de l'amour antiphysique, Sapho fut le Socrate féminin de la Grèce. Le point de départ de sa philosophie était l'amour sentimental de la femme pour la femme, et le point d'arrivée, probablement cet « éréthisme des organes », amenant les *lesbiennes* à faire, à un moment donné, l'abandon impudique de leur corps. C'est un cas particulier de la prostitution.

Cependant, Sapho n'était pas une courtisane, dans l'acception du mot; elle appartenait à une famille riche et distinguée de Mitylène, en Lesbos. A peine pubère, elle dévorait les poètes érotiques, les romans d'amour. Ses jours et ses nuits étaient consacrés à des lectures qui provoquaient chez elle des soupirs et des palpitations, qui se transformaient la nuit en songes enflammés, lui retraçant les tableaux aperçus par son imagination. Mariée à Cercola, d'Andros, elle devint bientôt veuve, (vers l'an 590 avant l'ère vulgaire). Philosophe et poète, elle arriva, par un désordre progressif de son imagination et de ses sens, à se persuader que l'amour réciproque des femmes était supérieur à l'amour physiologique.

« Elle était belle, dit Platon. » Et Mme Dacier, qui a écrit sa vie, l'a dépeinte ainsi : « Le caractère de la tête de Sapho, tel qu'il est représenté sur les médailles antiques, annonce un tempérament éminemment érotique. Sapho était brune et petite; *ses yeux noirs lançaient la flamme*. »

Dans les discours qu'elle adressait à ses élèves et à ses amantes sur l'amour lesbien, il y avait une éloquence malheureusement trop persuasive qui lui fit de nombreuses prosélytes, parmi lesquelles : Amyctène, Athys, Cydno, Anagore, Phyrrine, Andromède, et « cent autres, disait-elle, que j'ai aimées non sans péché ».

Atque aliæ centum quas non sine crimine amavi.

Les anciens étaient unanimes pour admirer la verve et le feu qui brillaient dans les vers de Sapho ; ils la surnommèrent la *dixième muse*, ce qui a fait dire à Lebrun :

> Sapho couchait avec les Muses,
> Elle fut presque leur amant.

Ce qu'il y a de plus beau dans les fragments de ses poésies qui nous sont parvenus, c'est certainement l'ode à *l'aimée*. Le délire qui règne dans cette poésie où la fièvre brûlante de l'amour, l'extase, le trouble, les langueurs, l'abandon, l'égarement et jusqu'à la dernière crise de la passion, sont retracés avec la double flamme du génie et de la volupté, dont ils impriment toutes les images au fond du cœur qu'ils séduisent par la vérité naïve du tableau, qu'ils étonnent et entraînent par cet emportement qui ne feint point et qu'il faut avoir éprouvé pour le peindre; voilà ce qui a placé Sapho au premier rang dans les annales de la poésie et dans celles de l'amour. Telle est l'appréciation de l'auteur de *Fêtes et Courtisanes de la Grèce*. Les symptômes de la fièvre de l'amour, ajoute-t-il, ont reçu en médecine le nom de caractère saphique. Et, il faut oser le dire, le génie de Sapho tient à ses mœurs. Vertueuse, elle n'aurait pas été le poète le plus passionné de l'Antiquité.

On retrouve dans les poésies de Sapho des vers voluptueux consacrés à deux Grecques, ses élèves et ses amantes. Ce fut sur ces monuments et non sur le témoignage de quelques écrivains que s'établit la réputation de libertinage de cette femme. Ces écarts, cette perversion de goûts qui font rougir la nature, trouvaient un exemple et non une excuse dans cette dépravation universelle qui précipitait alors l'autre sexe dans des embrassements stériles et vicieux. *Cependant l'image des transports de Sapho est moins hideuse que celle des égarements de Socrate* (Chaussard).

Lesbienne, passionnée, courtisane à ses heures, Sapho de Mitylène restera, malgré cela, un des grands esprits et un des grands poètes de l'Antiquité. Douée d'un souffle ardent, d'une imagination lucide, d'un goût exquis, on se demande comment tant de génie ait pu s'allier à tant de corruption. Il faut, pour se rendre compte de ce fait, connaître bien la facilité des mœurs de l'Antiquité, la puissance de l'hétairisme, qui, seule, permettait aux femmes de prétendre à la grande culture intellectuelle; et, on doit bien le dire aussi, il faut avoir respiré ces étranges effluves de l'Orient qui multiplient les facultés et enflamment les épidermes. Sapho vivait par l'esprit et par les sens, élevant partout le coefficient de l'idéal et du réel : mélange ardent d'éther et de matière, méconnaissant involontairement les lois terrestres !

Ce que cette femme chante est mêlé de feu, disait Plutarque, et le feu qui purifie tout, comme l'amour, permet, jusqu'à un certain point, de rendre justice au poète qui a écrit l'ode à *l'aimée*, et qui a fait ensuite à son amant le sacrifice de sa vie.

Ce beau chant d'amour nous a été conservé par le rhéteur Longin, qui en a fait l'analyse dans son *Traité du Sublime* : « Quand Sapho, dit-il, veut exprimer les fureurs de l'amour, elle ramasse de tous côtés les accidents qui suivent et qui accompagnent en effet cette passion ; mais où son adresse paraît principalement, c'est à choisir de tous ces accidents ceux qui marquent davantage l'excès et la violence de l'amour, et à bien lier tout cela ensemble... De combien de mouvements contraires elle est agitée ! Elle gêle, elle brûle, ou elle est entièrement hors d'elle-même, ou elle va mourir. En un mot, on dirait qu'elle n'est pas éprise d'une seule passion, mais que son âme est le rendez-vous de toutes les passions ; et c'est en effet ce qui arrive à ceux qui aiment. »

Catulle a fait une imitation de cette belle ode, mais elle ne nous est malheureusement pas parvenue, dans son intégrité. Il la dédia à Lesbie :

Ille mi per esse deo videtur.

. . . .

Après lui, Boileau a voulu la traduire, mais il n'a réussi qu'à produire une pâle et froide douzaine d'alexandrins. La traduction de Delille donne une plus juste idée des *vers saphiques* (1). On va en juger :

Heureux celui qui près de toi soupire,
Qui, sur lui seul, attire tes beaux yeux,
Ces doux accents et ce tendre sourire !
Il est égal aux dieux.

De veine en veine, une subtile flamme
Court dans mon sein sitôt que je te vois,
Et dans le trouble où s'égare mon âme,
Je demeure sans voix.

Je n'entends plus, un voile est sur ma vue,
Je rêve et tombe en douces longueurs,
Et sans haleine, interdite, éperdue,
Je tremble, je me meurs.

L'*Almanach des Muses*, de 1775, a publié une imitation de M. de Langeac, qui n'est pas dénuée de mouvement. Le numéro du même journal a publié deux autres imitations dues à Louis Gorsse et à C. de Guerle. Il en est d'autres encore, mais nous devons une mention spéciale à l'auteur anglais de l'*Hymne à Vénus*, Addison, qui a su faire passer dans ses vers cette gradation d'images et de sentiments tant admirés par Longin, et si bien conservée par Catulle.

Le titre donné à l'ode par Sapho ne permet pas de douter que ce fut une de ses amantes qui la lui inspira. Le simple et modeste mot à mot que je permets d'en faire, n'en fera qu'approximativement comprendre toute la passion :

« Il me semble égal aux dieux celui qui peut te voir en face et entendre ta voix si douce. — Ton sourire enflamme mon

(1) Le *vers saphique* : Un trochée, un spondée, un dactile et deux trochées, fut trouvé par Sapho.

amour, et dans ma poitrine, mon cœur est en proie au délire. — Dès que je t'aperçois, la parole ne peut plus sortir de ma bouche, ni ma langue se mouvoir. — Une flamme subtile rapidement envahit mes membres ; mes yeux se voilent, et un tintement soudain vient frapper mes oreilles. — Une sueur froide perle sur tout mon corps, je tremble, et, plus pâle que la feuille craintive, sans souffle, je me sens mourir... »

Il est difficile de faire coïncider de pareils sentiments poétiques avec les vulgaires pratiques de la tribaderie dont les hétaires et les joueuses de flûte nous ont fourni un trop frappant exemple. Malgré cela, certains auteurs ont affirmé que les élèves de Sapho « apprenaient de bonne heure l'emploi extra-naturel de leurs charmes naissants » ; et que la doctrine de l'auteur de ce poëme plus élégiaque qu'érotique était « *une école de prostitution* ».

On pourrait objecter à cette appréciation sévère les beaux chants d'amour qu'elle composa en l'honneur des fêtes nuptiales et son amour pour sa fille Cléis, dont elle disait dans une de ses odes : « J'ai à moi une belle enfant dont la beauté est semblable à celle des crysanthèmes, Cléis, ma Cléis bien-aimée, que je ne donnerais pas pour toute la Lydie. » Et si réellement Sapho a connu les sensations de l'amour antiphysique, ce ne fut pas de lui cependant qu'elle eut le plus à souffrir et auquel il faut attribuer sa perte.

Un soir, debout sur une barque balancée par les eaux de la mer, un jeune homme d'une grande beauté se montra à ses yeux : c'était Phaon. Elle l'aima, l'idolâtra, et réussit à s'en faire aimer. Mais l'amour est inconstant, et Phaon partit bientôt pour ne plus revenir. C'est pour lui qu'elle composa plusieurs de ses poésies, et notamment cet hymne à Vénus, dont voici la traduction de M. P. de Sivry :

Redoutable Vénus, qui, dans Cypre adorée,
  Te plais à tromper les mortels,
  Quitte Paphos et tes autels,
Et viens calmer le trouble où mon âme est livrée.
O déesse ! o Vénus ! tu sais combien de fois
Tu daignas de ton trône accourir à ma voix

Un jour à mes regards traversant l'empyrée,
Tes rapides oiseaux, plus prompts que les zéphirs,
Descendirent ton char de la voûte azurée ;
Tu voulus même alors, aimable Cythérée,
Interroger ma peine et flatter mes désirs.
Sapho, me disais-tu, d'une bouche riante,
Ma Sapho, quelle injure irrite tes douleurs ?
De quelque jeune ingrat, veux-tu, nouvelle amante,
Captiver les ardeurs ?
Va, qui fuyait tes pas bientôt suivra leur trace :
Qui rejetta tes dons viendra t'en accabler ;
Et cherchant dans tes yeux, ou sa perte ou sa grâce,
Ton superbe ennemi devant toi va trembler.
Déesse, il en est temps, accomplis ta promesse.
Prends pitié des tourments que tu me vois souffrir.
Venge-moi du trait qui me blesse,
Et que l'ingrat que j'aime apprenne à s'attendrir.

Sapho, ont dit ses commentateurs, paraissait tenir des dieux le don céleste de l'inspiration. Embrasée des feux de la poésie, elle improvisait des vers sans recherche, sans efforts, qui semblaient couler d'une source pure et facile. Les Muses voulaient la dédommager des rigueurs de Vénus. Mais elles ne purent y parvenir. Quand elle vit que ses charmes et sa lyre ne pouvaient plus toucher le cœur de l'infidèle lesbien, égarée, folle, éperdue, elle se précipita dans la mer de Leucade (1).

Les poètes n'ont pas manqué de dire que la fin tragique de Sapho fut une vengeance de Vénus, qui n'avait pu lui pardonner « d'avoir aimé ses élèves avec excès », suivant l'expression de l'abbé Barthélemy. Pour nous, considérons cette mort volontaire comme le résultat d'une imagination déréglée, comme l'effet du désespoir d'une grande âme.

(1) C'est dans ce moment de désespoir qu'Ovide lui fait dire :

At quanto melius jungi mea pectora tecum,
Quam poterant saxis præcipitanda dari!
Hæc sunt illa, Phaon, quæ tu laudare solebas ;
Visaque sunt toties ingeniosa tibi.

Combien il serait préférable, murmura-t-elle, que mon cœur fût uni au tien, au lieu d'être précipité du haut de ces rochers ! C'est lui, c'est ce cœur, o Phaon, que tu avais coutume de vanter, qui, tant de fois, te parut nativement fait pour l'amour. (Héroïdes 15).

Cette lesbienne hystérique avait concentré toutes ses forces intellectuelles et physiques dans un foyer d'audacieuses voluptés. Là, elle trouva les secrets de l'amour saphique, que les lois sociales réprouvent justement au même titre que l'amour socratique, car tous les deux sont en opposition avec les lois de la nature ; et c'est là, dans ce milieu morbide, qu'elle rencontra la désillusion et le désespoir qui la conduisirent au suicide, terminaison qui rentre dans le domaine de la psychologie morbide.

Toutes les écoles philosophiques modernes ont condamné l'amour antiphysique, parce que toutes sont relativement chastes par rapport aux doctrines de l'Antiquité. Mais pour juger celles-ci avec impartialité, il faut se reporter aux mœurs d'alors, qui étaient loin d'être austères. Dans le *Dialogue des Courtisanes*, de Lucien, ne voyons-nous pas à chaque instant des scènes entre mères et filles ? Les mères cherchent à corrompre les filles, à leur enlever tout remords et toute pudeur, les instruisant au libertinage, aux secrets de la prostitution, au vol, au mensonge, leur conseillant de se livrer au plus rustre, au plus vieux, au plus infâme, pourvu qu'il paye et qu'il se laisse dépouiller facilement par elles. N'est-ce pas a perversion morale acquise et héréditaire à sa plus haute puissance ?...

Dans les Sectes à l'encan, du même auteur, nous trouvons un spécimen curieux des doctrines des maîtres de la sagesse, qui est un document précieux pour l'histoire philosophique de l'Antiquité. Jupiter préside et se fait le commissaire-priseur de la vente de toutes les vies philosophiques. Il a pour huissier Mercure, qui appelle les marchands et leur offre de leur faire crédit pendant un an, moyennant caution...

Pythagore vient d'être vendu dix mines, parce qu'on a découvert qu'il a une cuisse en or. Les autres vont nous donner une idée juste de leur morale. Ecoutons : Mercure vient de faire entrer Diogène. On l'interroge.

— Quelle est ta profession ?

— DIOGÈNE. Médecin de l'âme, héraut de la liberté et de la vérité. Voici ma doctrine : Trouver à redire à tout, avoir la voix rude comme un chien, la mine barbare, l'allure farouche et sauvage, vivre au milieu de la foule comme s'il n'y avait personne, être seul au milieu de tous, *préférer la Vénus prostituée, et se livrer en public à ce que les autres rougissent de faire en sécret*. Si tu t'ennuies, tu prendras un peu de cigue et tu t'en iras de ce monde. Voilà le bonheur, en veux-tu ?

Après Diogène, dont on ne donne que deux oboles, Mercure fait venir Aristippe ; il est ivre et ne peut répondre. Mercure explique sa doctrine : Ne se soucier de rien, se servir de tout, et *chercher la Volupté n'importe où*.

Socrate succède à Héraclite et Démocrite. On lui pose cette question : — Qu'es-tu ? Il répond cyniquement :

— Amateur de petits garçons et maître ès art d'aimer.

L'expression grecque est plus nette encore que la traduction française. Sur sa doctrine, il dit : j'ai inventé une république, je me gouverne d'après ses lois Les femmes n'appartiennent pas à un seul mari ; chaque homme peut avoir commerce avec elles.

On lui pose plusieurs autres questions encore :

— Les lois sur l'adultère sont-elles abrogées?

— Niaiseries, fait-il.

— Et qu'as-tu statué sur les jeunes et beaux garçons ?

— Ils deviendront, répond Socrate, le prix de la vertu, et leur amour sera la récompense du courage... !

Socrate est vendu deux talents, ajouta Lucien (1).

Et que dire maintenant des philosophes de ce peuple, qui avait pour vestales, dans le temple de Corinthe, douze cents prostituées consultées et employées dans les affaires de la République ? (2) Comment les taxer d'immoralité, quand les ministres des dieux de l'Olympe enseignaient toutes les turpitudes de la Mythologie : Junon se plaignant à Jupiter qu'il ne la caressait plus depuis qu'il avait enlevé Ganymède, Mer-

(1) On connaît l'appréciation de Lélut sur l'état psychologique de Socrate. L'état d'excentricité maniaque du philosophe se rattachait à des hallucinations actives de l'ouïe.

(2) ATHÉN., *lib.* XIII.

cure se moquant avec Apollon de l'aventure de Mars, enchaîné par Vulcain dans les bras de Vénus, et la Mère des amours invitant Pâris à l'adultère?...

Ne dirait-on pas que les religions avaient été admirablement conçues pour autoriser tous les vices et encourager toutes les prostitutions? C'est la conclusion logique. D'ailleurs, on ne gouverne les hommes qu'en flattant leurs passions, et les ministres des cultes anciens ont toujours trop aimé l'autorité.

LA PROSTITUTION SACRÉE EN ITALIE

Le culte de Priape et de Vénus

L'Italie méridionale, ce que les Anciens appelaient la grande Grèce, avait été colonisée, bien avant la fondation de Rome, par les Phéniciens, les Egyptiens et les Grecs. Ceux-ci avaient apporté avec eux leur religion et leurs mœurs, et, par conséquent, la prostitution sacrée, qui était la base du culte des Vénus orientales.

Au nord de la grande Grèce, se trouvait l'Etrurie dont les habitants, d'après les historiens, descendaient des Pélasges, mais que des découvertes archéologiques récentes feraient venir de la Lydie. Cependant, ce furent les *Corybantes*, prêtres de Cybelle, qui, nous raconte Héraclite, apportèrent le culte du Phallus et de Bacchus en Italie. Ces Corybantes, appelés aussi *Cabires*, venaient de Phrygie, où ils s'étaient rendus coupables de deux fratricides, lorsqu'ils enlevèrent la corbeille sacrée dans laquelle était placé le phallus du dieu Bacchus. Ils la transportèrent en Etrurie ; et, comme ils étaient chassés de leur pays, ils fixèrent leur demeure chez les Etrusques, prêchèrent leur doctrine et recommandèrent à ces peuples d'adorer Phallus et la corbeille sacrée.

Les Etrusques communiquèrent bientôt aux Romains cette nouvelle institution religieuse, ainsi que les cérémonies et pratiques qui en dépendaient. L'époque de l'introduction de ce culte à Rome ne paraît pas remonter très haut, car ces habitants ne connaissaient pas, du temps de leurs rois, le culte de Vénus. Celui de Bacchus et de Priape devait leur être également ignoré.

Ce qui prouve bien d'ailleurs que le culte de Priape s'était pendant un certain temps, localisé en Etrurie, c'est que Athæneus avait déjà dit que les Etrusques menaient une vie impudique ; que les Messapiens, les Samnites et les Locriens, autres peuples du Latium, prostituaient leurs filles, mais il ne parle pas des Romains.

Dans les cimetières étrusques et italo-grecs, on a retrouvé en effet une multitude de vases peints, qui représentent différentes scènes de la prostitution sacrée, comme on le verra dans le chapitre sur les *Monuments figurés de l'histoire de la prostitution*. Ce sont toujours les mêmes offrandes que celles que les vierges apportaient dans les temples de Babylone et de Tyr, de Bubastis et de Naucratès, de Corinthe et d'Athènes. La consacrée vient s'asseoir dans le sanctuaire près de la statue de la déesse ; l'étranger marchande le prix de sa pudeur et elle dépose ce prix sur l'autel, qui s'enrichit de ce honteux commerce, auquel le prêtre est seul intéressé. Telle est, d'après les vases funéraires, la forme presqu'invariable que devait affecter la prostitution dans les colonies phéniciennes et grecques de l'Italie...

Les peintures des vases étrusques ne nous laissent pas ignorer la corruption déjà raffinée, qui avait pénétré chez ces peuples aborigènes, esclaves aveugles et grossiers de leurs sens et de leurs passions. La bestialité et la pédérastie étaient leurs vices ordinaires, et ces abominations, naïvement familières à tous les âges et à tous les rangs de la société, n'avaient pas d'autres remèdes que les cérémonies d'expiation et de purification, qui en suspendaient parfois la libre pratique. Comme chez tous les anciens peuples, la promiscuité des sexes rendait hommage à la loi de nature, et la femme soumise aux brutales aspirations de l'homme n'était d'ordinaire que le patient instrument de ses jouissances : elle appartenait à quiconque avait la force. La conformation physique de ces sauvages ancêtres des Romains justifie, d'ailleurs, tout ce qu'on devait attendre de leur sensualité impudique : ils avaient les parties viriles analogues à celles du taureau; ils ressemblaient à des boucs, et ils portaient au bas des reins une espèce de touffe de poils roux, qu'il est impossible de regarder comme un signe de convention, dans les dessins qui représentent cette barbiche postérieure, cette excroissance charnue et poilue à la fois, ce rudiment d'une véritable queue d'animal. On serait fort en peine de dire à quelle époque disparut tout-à-fait un si étrange symptôme du tempérament bestial, mais on le conserva dans l'iconologie allégorique, comme le caractère distinctif du satyre et du faune (1).

Nous retrouvons encore la prostitution sacrée en Sicile dans le temple de Vénus-Erycine. A ce temple étaient attachées des femmes esclaves qui se prostituaient, comme à Corinthe et comme en Asie, moitié au profit des autels et moitié au leur, jusqu'à ce qu'elles aient acquis la rançon de leur liberté. Le culte de Vénus-Erycine fut célèbre ; mais sous Tibère, son temple était désert et tombait en ruine. Cet empereur le fit restaurer et le peupla de filles esclaves chargées des fonctions de prêtresses de Vénus.

Il y avait encore en Etrurie un culte analogue à celui du Lingam indien et du Phallou asiatique. Il servait au même but : celui de déflorer les vierges avant le mariage, et comme tel il appartenait à la prostitution sacrée. Ce dieu étrusque, que nous connaissons non seulement par les monuments figurés de l'histoire, mais encore par les écrits d'Arnobe et de Saint-Augustin, s'appelait *Mutunus* et *Mutuna* ; car il y avait le dieu mâle et le dieu femelle. Ses temples n'étaient que d'infimes édicules entourés de bosquets dans lesquels se tenait assise la figure du dieu.

Quand le culte de la prostitution sacrée se répandit à Rome et dans le sud de l'Italie, Priape et Mutunus étaient toujours considérés comme des divinités sacrées présidant à la fécondation des femmes et à la vigueur des époux, éloignant les charmes nuisibles à l'accomplissement du mariage, et à la grossesse des femmes. C'est à ces vertus supposées qu'il faut attribuer cette pratique de prostitution religieuse, qui consistait à amener les jeunes épousées vers l'idole de

(1) Histoire de la prostitution. Dufour.

Priape (1), à les faire asseoir sur la forme saillante que présentait cette figure. « C'est une coutume considérée comme très honnête et très religieuse, dit saint Augustin, parmi les dames romaines, d'obliger les jeunes mariées à venir s'asseoir sur la masculinité monstrueuse et surabondante de Priape. *Sed quid hoc dicam, cum ibi sit et Priapus nimius masculus, super cujus immanissimum et turpissimum fascinum, sedere nova nupta jubeatur, more honestissimo et religiosissimo matronarum* (2). »

De son côté, Lactance dit : « Parlerais-je de ce *Mutunus* sur l'extrémité duquel les nouvelles mariées viennent s'asseoir, afin que le dieu paraisse avoir, le premier, reçu le sacrifice de leur pudeur. *Et Mutunus in cujus sinu pudendo nubentes præsident ; ut illarum puditiam prio deus delibasse videatur* (3) ».

Il est visible que ces cérémonies avaient été apportées de l'Inde et de l'Asie occidentale, qui furent le berceau de la prostitution sacrée.

Les femmes stériles avaient recours aux mêmes divinités pour chasser les charmes qui s'opposaient à leur fécondation, comme l'a dit Arnold à ses compatriotes : « Ne conduisez-vous pas, même avec empressement, vos femmes près de Mutunus ? Et, pour détruire de prétendus ensorcellements, ne les faites-vous pas enjamber l'horrible et immense Phallus de cette idole ? *Etiamne Mutunus, cujus immanibus pudendis horrentique fascino, vestras inequitare matronas, et auspicabile ducitis et optatis* ? (4)

Autant les classes inférieures avaient pour leur Priape un culte fervent et profondément superstitieux, autant les hommes des classes élevées méprisaient cette stupide idole asiatique. Les premiers législateurs avaient compris l'avantage de reconnaître un culte qui favorisait considérablement le

(1) Le Phallus isolé prenait le nom de *Mutunus* ; quand il était adhérent aux *Hermès* ou *Termes*, il s'appelait Priape.
(2) *Civit. Dei, lib.* 6, *cap.* 9.
(3) *De falsa religione. Ibib.* 1.
(4) *Lib.* IV, p. 131.

développement de la population. Mais, intérieurement, ils n'en faisaient pas plus de cas qu'Horace lorsqu'il écrivait à un ami qu'un figuier qu'il venait d'abattre devait servir à lui faire un banc ou un Priape, *ad libitum*.

Dans les statues qu'on lui éleva dans les temples, Priape était représenté sous la forme d'un homme velu, avec des jambes et des cornes de bouc, tenant à la main une baguette, et pourvu d'un membre viril formidable, sur lequel étaient prononcés quelquefois des serments solennels. Dans les premiers temps de la civilisation latine, les femmes romaines, les matrones et les jeunes filles, lui rendaient spécialement hommage et délaissaient pour lui Vénus elle-même. Elles portaient à ses pieds des offrandes nombreuses et lui faisaient des sacrifices, non seulement dans ses temples publics, mais dans les chapelles qu'elles élevaient dans le foyer domestique, Elles avaient pour ce dieu ridicule un faible très marqué, tout en conservant leur honnêteté de femme. Il personnifiait à leurs yeux le principe de la procréation ; il était l'emblème de la fécondation universelle, comme le Lingam de l'Inde et l'Osiris des Egyptiens. Elles le couronnaient de feuillages, l'ornaient de guirlandes de fleurs et de fruits. Et la fille d'Auguste, notamment, mettait chaque matin autant de couronnes sur son image qu'elle lui avait offert de sacrifices pendant la nuit. A certains jours, les femmes mariées allumaient des feux de joie devant ses statues et dansaient aux sons de la flûte autour de son piédestal. Il est vrai que c'était après le soleil couché ou le matin avant l'aurore qu'elles venaient, pudiquement voilées, demander au dieu de Lampsaque de protéger leurs amours et de bannir de leurs flancs la honteuse stérilité. Mais elles n'étaient nullement scandalisées de sa nudité.

Le culte de Priape, ainsi compris et pratiqué, pouvait avoir quelques apparences de superstition religieuse, mais il avait surtout le tort de mettre en contact, dans les cérémonies d'une chasteté douteuse, des femmes honnêtes et des jeunes filles avec toutes les prostituées de la ville. Ces fêtes priapiques furent donc certainement un des éléments de corruption pour les femmes romaines.

Considéré comme l'emblème de la vie conjugale et de la force procréatrice, Priape se retrouvait, sous l'apparence de l'organe viril, comme le motif dominant, dans toutes les circonstances de la vie ordinaire. On le voyait dans la forme des pains, des verres et des ustensiles nécessaires de la table, dans les objets de toilette, les bijoux, les lampes et les flambeaux. On en faisait en métal précieux, en corne, en ivoire, en bronze, en argile. De même que les Phalli et les Lingams, il servait ainsi d'amulette pour les femmes et les enfants. On le voyait, en un mot, partout. (les nombreux dessins trouvés dans les ruines de Pompéï l'attestent), et il finissait même, par sa banalité, à perdre une grande partie de son caractère obscène, comme on le voit encore en Turquie et dans quelques villes de l'Algérie, sous le nom de *Garageuss*. Les paysans de la Pouille l'appellent encore aujourd'hui : *Il membro santo.*

Quant aux hommes, ils avaient conservé la tradition des habitants de Lampsaque, et ne voyaient en lui que la divinité protectrice de l'appareil externe de la génération, le dieu qui guérissait les affections contagieuses, les maladies secrètes. Un poème des *Priapées* nous fait connaître l'histoire d'un malheureux dont le pénis était gravement affecté. Mais craignant le couteau du chirurgien, honteux d'avouer la cause de son mal, il eut recours à un vœu adressé à Priape, et eut la chance de guérir sans l'assistance de l'art (1). C'est un véritable document pour l'histoire des maladies vénériennes.

(1) VOTI SOLUTIO

Cur pictum memori sit in tabella
Membrum quæritis unde procreamur ?
Cum penis mihi forte lœsus esset,
Chirurgique manum miser timerem,
Diis me legitimis, nimisque magnis
Ut Phœbo puta, filioque Phœbi
Curatam dare mentulam verebar,
Huic dixi : fer opem, Priape, parti,
Cujus tu, pater, ipse par videris :
Qua salva sine sectione facta,
Ponetur tibi picta, quam levaris,

La théogonie des peuples de l'Antiquité se prêtait merveilleusement à toutes leurs passions. Les Romains, comme les Grecs, eurent leur déesse de l'amour, qui protégeait leurs plaisirs, à laquelle les femmes demandaient, en lui offrant l'encens et le myrte, l'art de plaire et de séduire.

Il y eut donc à Rome deux Vénus, comme à Athènes : une Vénus honnête, qui présidait aux chastes amours, mais qui comptait peu de fidèles, et la Vénus des courtisanes, qui avait plus de succès que la première. Son culte, il est vrai, ne fut jamais assez fervent pour lui attirer des prêtresses fanatiques, faisant à son profit le commerce de la prostitution. Et si quelques prêtres essayèrent quelquefois d'importer à Rome les traditions sacrées des temples de Corinthe, ils échouèrent presque toujours, en raison du scepticisme religieux du peuple romain.

Nous savons que les temples de Vénus à Rome étaient très nombreux, nous citerons parmi les principaux, ceux de *Vénus victrix*, de *Vénus-genitrix*, *Vénus-erycine*, *Vénus-volupia*, *Vénus-salacia*, de *Vénus-myrtea*, de *Vénus-lubentia*, etc. Mais le culte de la prostitution sacrée ne s'y pratiquait point. Cependant, si les courtisanes, moins désintéressées, ne se vendaient pas dans l'intérieur des temples, au profit de la déesse et des prêtres, elles consentaient quelquefois à se livrer à ceux-ci pour obtenir de Vénus de protéger le commerce de leurs amours ; mais c'était tout. Les temples de la déesse étaient principalement des lieux de rendez-vous pour les amants, et la *Bourse* des marchandes d'amours. Ils étaient remplis d'*ex-voto*, de miroirs et autres objets de toilette, de lampes et surtout de priapes votifs. On sacrifiait sur ses autels des colombes, des chèvres et des boucs. Ses principales fêtes avaient lieu au printemps et se traduisaient par des danses, des soupers et des orgies analogues à celles de notre carnaval. Tout cela se passait la nuit, en dehors des temples, et ces

Parque, consimilisque, concolorque.
Promisit forte : mentulam movit.
Pro nutu deus et rogata fecit.

Priapeia, sive diversorum poetarum in Priapum lusus, n° 37.

débauches portaient le nom de *Veillées de Vénus*. Le mois d'avril était ainsi consacré à la déesse des amours, qui était fêtée par les jeunes gens et les courtisanes, avec plus ou moins d'indécence et de pratiques licencieuses, suivant le degré d'éducation des acteurs, qui prennient part à ces réjouissances printanières. Sous ce rapport, on peut donc dire : *Nihil novi sub sole.*

Les fêtes de la Prostitution religieuse

On sait ce qu'étaient les premiers habitants de Rome : Un ramassis de voleurs, de gens sans aveu, de femmes ne valant guère plus que les hommes. Avant que leur premier législateur ait institué le mariage, il n'y avait chez eux aucune moralité, et la vie sexuelle, comme l'a dit Tite Live, ne s'élevait pas au-dessus de la bestialité. Aussi trouvait-on déjà des femmes publiques à Rome avant qu'il y eût une histoire. A la prostituée du Tibre, on avait donné le surnom de louve, *lupa*, de même qu'on désignait les misérables dictériades des faubourgs d'Athènes sous le nom de λυκαι. La nourrice de Romulus, Acca Laurentia, n'était qu'une louve de cette espèce, une des prostituées favorites des bergers de Faustulus. Sa demeure avait pris le nom de *lupanar*, et les fêtes célébrées en son honneur, après sa mort, s'appelèrent les *lupercales*, que le Sénat supprima à cause des désordres qu'elles engendraient.

Malgré cela, on peut dire que ce fut sous les premiers rois que commença le beau temps de la Rome antique : des magistrats austères donnaient l'exemple des vertus. « Les censeurs, dit Sabatier, étaient investis du pouvoir de corriger les abus que les lois n'avaient point prévus, de réformer les désordres publics et domestiques, et la débauche trouvait un frein salutaire dans le respect qu'avaient en général les citoyens pour l'honnêteté et la décence.

« A cette époque, les guerres lointaines, les richesses de l'Asie et les principes de la secte d'Epicure, que Fabricius avait souhaité de voir adopter par tous les ennemis de sa patrie, n'avaient pas encore corrompu les Romains.

« Plus tard, le luxe, la mollesse, l'amour de l'or et des voluptés gagnèrent et pervertirent toutes les classes. Leurs vices, après avoir eu l'occasion d'éclater dans le tumulte et au milieu des horreurs des guerres civiles, se montrèrent sans crainte dans le calme et les délices de la paix. La fréquence des adultères, un célibat scandaleux, un libertinage effréné, suivirent de près les dépouilles qu'apporta la victoire et contribuèrent à venger les maux de l'univers. »

Ce fut alors qu'on vit une autre louve, du nom de Flora, se faire épouser par Tarutius, un des plus riches patriciens de Rome, à laquelle cette prostituée légua, en mourant, son immense fortune. En acceptant l'or de la courtisane, la ville crut devoir lui témoigner sa reconnaissance, en instituant des fêtes en son honneur : Ce furent les *Florales*, qui se célébraient dans les cirques, sous le patronage des prostituées et des édiles. (1).

Ces fêtes impudiques que Juvénal a dénoncées dans ses vers immortels, sous le nom de *pana et circences*, datent déjà du sixième siècle de la fondation de Rome. Peut-être faut-il les confondre avec les *Jeux floraux*, qui venaient des Sabins, jeux institués en l'honneur de Flore, la déesse des jardins ? Quoi qu'il en soit, ces fêtes étaient extrêmement licencieuses ; elles ont été décrites par Lactance, dans les termes suivants :

« Les courtisanes sortaient de leurs maisons en cortège,

(1) Flora, cum magnas opes ex arte meretricia quæsivisset, populum scripsit hæredem, certamque pecuniam reliquit, cujus ex annuo fœnere suus natalis dies celebraretur editione ludorum, quos appellant FLORALIA. Celebrantur cum omni lascivia. Nam præter verborum licentiam, quibus obscœnitas omnis effunditur, exuuntur etiam vestibus populo flagitante meretrices, quæ tunc mimarum funguntur officio et in conspectu populi, usque ad satietatem impudicorum hominum cum pudendis motibus detinentur. LACTANCE, INSTIT DIVIN.

précédées de trompettes et enveloppées de vêtements très amples, sous lesquels elles étaient nues et parées de tous leurs bijoux; elles se rassemblaient dans le cirque, sous les yeux du peuple qui se pressait à l'entour, et là elles se dépouillaient de leurs habits et se montraient dans la nudité la plus indécente, étalant avec complaisance tout ce que les spectateurs voulaient voir, accompagnant de mouvements infâmes cette impudique exhibition. Elles couraient, dansaient, luttaient; sautaient comme des athlètes et des baladins, et chacune de leur posture lascive arrachait des cris et des applaudissements à ce peuple en délire. Tout à coup, des hommes également nus s'élançaient dans l'arène, aux sons des trompettes, et une effroyable mêlée de prostitution s'accomplissait publiquement, avec de nouveaux transports de la multitude. Un jour, Caton, l'austère Caton, parut dans le cirque au moment où les édiles allaient donner le signal des jeux; mais la présence de ce grand citoyen empêcha l'orgie d'éclater. Les courtisanes restaient vêtues, les trompettes faisaient silence, le peuple attendait. On fit observer à Caton que lui seul était un obstacle à la célébration des jeux; il se leva, ramenant le pan de sa toge, sur son visage et sortit du cirque. Le peuple battit des mains, les courtisanes se déshabillèrent, les trompettes sonnèrent, et le spectacle commença. »

Pour retrouver d'autres exemples de prostitution publique, en l'honneur d'une déesse, qui n'était qu'une courtisane déifiée, il faut se reporter aux scènes de folie érotique, qui se passaient autour de la statue de Moloch, et à certaines fêtes d'Isis que les Romains n'oublièrent pas d'emprunter aux Egyptiens.

Ces fêtes, connues sous le nom d'*Isiaques*, ont été racontées par Apulée, dans l'*Ane d'or*. Elles se passaient en partie dans les rues et les voies publiques, dans lesquelles on voyait les initiés, hommes et femmes, accourir de tous les points de la ville, tous vêtus de robes blanches en étoffes transparentes, agitant leurs sistres de métal. Ils se rendaient processionnellement au temple de la déesse à la suite des prêtres d'Isis, les plus ignobles et les plus méprisables personnages du culte de la prostitution. Ils portaient dans leurs bras un phallus en or, « l'effigie vénérable de la respectable déesse », dit Apulée. Dès que la troupe entière était entrée dans l'intérieur, commençait l'initiation aux mystères d'Isis, c'est-à-dire les scènes d'effroyables orgies sensuelles, analogues à celles des Florales dont nous venons de parler.

C'étaient encore ces mêmes prêtres d'Isis, mendiants et proxénètes, d'une saleté repoussante, qui présidaient aux autres fêtes de la prostitution en l'honneur de Bacchus, célébrées sous le nom de *Bacchanales* ou de *Dionysiaques*, parce qu'on voyait dans Bacchus une des incarnations d'Osiris. Les lieux que l'on choisissait de préférence pour la célébration des *Dionysiaques* étaient les plus solitaires, tant parce que la solitude encourageait les bacchantes que parce qu'elle était plus propre aux retentissements de la voix. *Evohe! Evohe!* tel était le cri par lequel, disait-on, Jupiter encourageait son fils, Bacchus, à vaincre les obstacles que lui suscitait la jalouse Junon.

La statue du dieu était ordinairement peinte avec du cinabre. *L'hiérophante*, ou prêtre chargé de révéler les choses sacrées, représentait le créateur, le *Demiourgos*. Ceux qui portaient des flambeaux se nommaient *Lampadophores*; leur chef ou le *Daduche* figurait le soleil.

Les principales cérémonies consistaient en processions où l'on portait des vases remplis de vins et couronnés de pampre. Des jeunes femmes chargées de corbeilles pleines de fruits et de fleurs venaient ensuite : c'étaient les *Cénéphores*. Derrière celles-ci, on voyait des joueuses de flûte et des cymbalistes, et après des troupes d'hommes et de femmes masqués en satyres, en pans, en faunes, en sylènes, en nymphes et en bacchantes; tous couronnés de violettes et de feuilles de lierre, les cheveux en désordre, le teint animé par les vapeurs du vin; les vêtements disposés avec un art impudique de manière à laisser à découvert tout ce qu'il eût fallu cacher, et tous chantant les *phallica*, chansons obscènes en l'honneur de Bacchus.

Les *Phallophores* et les *Ityphalles* suivaient cette cohue, les premiers présentant effrontément aux regards des spectateurs des priapes postiches attachés sur les hanches à l aide de courroies, les seconds portant les mêmes objets, avec des proportions plus gigantesques, au bout d'une longue perche. Enfin, la marche était fermée par les quatorze prêtresses chargées par l'archonte-roi, ou président de la fête, de tous les préparatifs.

Arrivés au lieu du rendez-vous, soit dans le milieu d'une forêt silencieuse, soit au sein d'une vallée profonde entourée de rochers, cette multitude de gens débauchés et fanatiques tiraient du coffre, appelé par les latins *arca ineffabilis*, l'image de Bacchus, la plaçaient sur un Hermès et lui offraient un pourceau en holocauste. Les vins et les fruits étaient ensuite distribués avec largesse. En peu de temps, l'abondance des libations, les cris redoublés, la joie immodérée et le mélange des sexes portaient le trouble dans tous les sens et frappaient de démence les prêtres de cette infâme divinité. Chacun alors agissait en présence de tous comme s'il eût été isolé du monde entier, et les plus honteuses débauches avaient pour témoins plusieurs centaines de spectateurs. Les femmes nues couraient çà et là, provocant les hommes par les gestes et les propos obscènes; et ceux-ci songeaient peu, à ce moment, à ce que faisaient, dans cette cohue, leurs femmes, leurs sœurs ou leurs filles; le déshonneur leur paraissait peu de chose parce qu'il était réciproque; et il n'est sorte de débauches, en un mot, qui ne trouvât en cette occasion, un nouveau raffinement.

Quand enfin la nuit, qui avait étendu ses voiles sur ce théâtre d'abominations, fuyait devant les blanches lueurs de l'Orient, le dieu alors était renfermé dans l'*arca ineffabilis*. Les hommes gorgés de vin et énervés par les plaisirs, regagnaient en chancelant leur logis solitaire, ou revenaient successivement avec les femmes et les enfants... mais flétris et déshonorés!

Ces turpitudes devinrent tellement ignobles que le Sénat les proscrivit souvent, mais sans pouvoir jamais arriver à les détruire. L'honneur de les faire disparaître définitivement des mœurs romaines devait revenir à l'empereur Dioclétien.

Mais il n'y avait pas que dans ces sortes de fêtes que les

courtisanes jouaient un rôle. Tite-Live(1) dit que les Romains étaient dans l'usage de les produire à la scène. Elles figuraient dans la représentation de l'enlèvement des Sabines, et elles se prostituaient après que les jeux étaient finis ; aussi plusieurs auteurs de l'Antiquité ne mettent-ils aucune différence entre les théâtres et les lieux de débauche. Tertulien va jusqu'à dire qu'un héraut annonçait à haute voix, tout en faisant un éloge détaillé de leurs charmes, ces héroïnes de la prostitution, indiquant leur demeure et le prix qu'il fallait mettre à leur complaisance. Elles étaient si nombreuses, qu'outre les places qu'elles occupaient dans l'intérieur des salles de théâtre, elles remplissaient la scène et l'avant-scène pour être plus exposées aux regards des spectateurs. Pompée, après avoir fait la dédicace de son théâtre, vit qu'il avait ouvert un asile à la débauche, et le convertit en un temple qu'il consacra à Vénus, afin de prévenir, par cette apparence de religion, le reproche qu'il craignait que les censeurs ne fissent à sa mémoire. (2) Sabatier.

Les courtisanes qui jouaient les mimes se montraient nues sur la scène ; elles simulaient aux yeux du peuple tous les actes de la prostitution et finirent, à l'époque d'Héliogabale, par en offrir le spectacle de la réalité. Lampride l'affirme. Tels étaient les plaisirs des Romains, les vainqueurs du monde !

Tite-Live a tracé, lui aussi, un tableau révoltant des désordres qui se pratiquaient dans ces assemblées nocturnes et religieuses, appelées *Bacchanales* ; il nous a laissé la description de la cérémonie de l'initiation aux mystères de Bacchus. Ce fut la prêtresse *Paculla Minia*, qui initia la première ses deux fils. A partir de cette époque, on initiait les jeunes garçons, quand ils entraient dans leur vingtième année (3).

« Introduit par des prêtres dans des lieux souterrains, le jeune initié se trouvait livré à leur brutalité. Des hurlements affreux et le son de plusieurs instruments, comme cymbales et tambours, servaient à étouffer les cris que les violences

(1) Lib, 11.

(2) Bulenger, *de Theatro* lib. 1 ; Rosin. antiq. rom. lib. v.

(3) Dulaure, les divinités génératrices ou le culte de Phallus. Paris 1805.

qu'il éprouvait pouvaient lui arracher. Les excès de table, où le vin coulait en abondance, excitaient à d'autres excès que la nuit favorisait par ses ténèbres. Tout âge, tout sexe étaient confondus. Chacun satisfaisait le goût auquel il était enclin; toute pudeur était bannie ; tous les genres de luxure, même ceux que la nature réprouve, souillaient le temple de la divinité. (*Plura virorum inter sese, quam fœminarum esse stupra*). »

Si quelques jeunes initiés témoignaient de la honte pour ant d'horreur et opposaient de la résistance à ces prêtres libertins, ou même s'ils s'acquittaient avec négligence de ce qu'on exigeait d'eux, ils étaient sacrifiés ; et, dans la crainte de leurs indiscrétions, on leur ôtait la vie. On les attachait fortement à certaines machines, avec lesquelles ils étaient subitement enlevés et plongés ensuite dans une caverne profonde. Les prêtres justifiaient en public leur disparition, en disant que le dieu, irrité, était l'auteur de cet enlèvement.

Les danses, les courses, les cris des hommes et des femmes qu'on disait agités d'une fureur divine, et qui ne l'étaient que par les fumées du vin, formaient un épisode principal de ces cérémonies, et faisaient diversion à d'autres désordres. On voyait des femmes, les cheveux épars, tenant en mains des torches allumées, aller les plonger dans les eaux du Tibre, sans les éteindre. Mais, ce prétendu miracle s'opérait, dit Tite-Live, parce que la matière inflammable de ces torches était composée de soufre et de chaux.

Dans ces assemblées nocturnes, on y trouvait des initiés de toutes les classes, et même des Romains et des Romaines du premier rang; et leur nombre était immense. Ce n'était plus une société, c'était un peuple entier qui partageait ces désordres abominables et conjurait même contre l'Etat. Ce fut sous ce dernier rapport que le consul Posthumius fit envisager cette agrégation, lorsqu'il la dénonça au Sénat, et c'est peut-être cette seule considération qui détermina celui-ci à porter atteinte à la religion de Bacchus, en abolissant ces assemblées, en l'an de Rome, 624 (1). »

(1) Tite-Live, 4e D. liv. 9.

Si les Romains abolirent pour quelque temps les Bacchanales, ils laissèrent subsister le *culte de la bonne déesse*. Les hommes, à la vérité, étaient bannis de ses mystères, mais les excès ne l'étaient point. Juvénal nous en a donné une description dans sa sixième satire, description analysée dans un de nos précédents ouvrages (1).

Les *Libérales* étaient encore des fêtes analogues, célébrées au mois de mars, en l'honneur du *Pater liber*, un pseudonyme de Bacchus. Le Phallus figurait avec distinction dans la fête des *Libérales*. Les Romains, nous le savons, nommaient ce simulacre de la virilité *Mutunus*. « C'était le symbole indécent, dit Saint-Augustin, que l'on vénérait non pas en secret, mais très publiquement et que l'on transportait pompeusement, pendant les *Libérales*, sur un char, dans les faubourgs de la ville. »

A Livinium, la fête du dieu *Liber* durait un mois, pendant lequel, dit Varron, on se livrait à la joie, à la licence, à la débauche. Les chansons lascives, les discours les plus libres répondaient aux actions. Un char magnifique, portant un énorme Phallus, s'avançait lentement jusqu'au milieu de la place publique. Là, on faisait une station, et l'on voyait alors une matrone, *mater familias*, venir placer une couronne sur cette figure obscène. Telles étaient les fêtes et cérémonies de la prostitution sacrée en Italie....

La Prostitution légale

De même qu'à Athènes, il y avait à Rome deux grandes classes de prostituées : celles qui faisaient leur métier dans les maisons publiques, dans les lupanars, et les courtisanes libres, qui étaient innombrables et dans les rangs desquelles

(1) Médecine et mœurs de Rome, d'après les poètes latins.

se glissaient clandestinement un grand nombre de femmes mariées, avec ou sans l'approbation de leurs maris (1).

Quoique, à un moment donné, la jeunesse romaine ait voulu lancer, sous le nom d'*Amica*, la grande courtisane, rivale de celle d'Athènes et de Corinthe, on ne vit jamais à Rome des femmes semblables aux hétaires de la Grèce, aussi remarquables par leur beauté que par leur haute culture intellectuelle. Les Romains étaient trop matériels dans leurs passions et trop fiers de leur grandeur politique, pour s'associer à de simples courtisanes, qui ne brillaient, d'ailleurs, ni par leur esprit, ni par leur savoir. Leur sensualité ne comprenait que l'orgie avec les filles, la satisfaction brutale de leurs appétits. Ils se contentaient des femmes entretenues, qu'ils appelaient *delicatæ* ou *pretiosæ*, quand elles ne fréquentaient que les gens riches, et qu'elles avaient de la tenue et un certain luxe. Pour le peuple, il y avait une catégorie de femmes publiques de bas étage désignées sous le nom de *prostibulæ*, se subdivisant en *putæ*, *alicariæ*, *casoriæ*, *copæ*, *diabolæ*, *forariæ*, *blitidæ*, *noctuvigilæ*, *copæ*, *drabolæ*, *prosedæ*, *perigrinæ*, *quadrantariæ*, *vagæ*, *scorta*, *scrantiæ*, suivant qu'elles fréquentaient les boulangeries, les cabarets, les places publiques, les carrefours, les cimetières, les bois environnants; qu'elles étaient plus ou moins avilies, italiennes ou étrangères, qu'elles attendaient chez elles les clients, ou qu'elles les raccrochaient de la fenêtre ou aux coins des rues, qu'elles taxaient plus ou moins haut leurs faveurs, qu'elles recherchaient les citoyens, les esclaves ou les affranchis. Toutes ces dénominations n'ont d'autre valeur que de nous faire connaître que la prostitution publique s'étalait dans toutes les parties de la ville, qu'elle s'adressait à toutes les conditions et qu'elle était tolérée sans autre restriction que l'inscription sur les registres et le payement de la taxe, le *meretricium*.

Il y a lieu cependant d'établir une classe à part pour les danseuses et joueuses de flûte, qui rappelaient les fameuses

(1) Pour faire échapper à la loi contre l'adultère leurs amants, les femmes mariées prenaient la livrée des prostituées et la perruque blonde.

Aulétrides grecques, et que la police romaine laissait exercer, sans les soumettre à la *licentia stupri*. Presque toutes, d'ailleurs, venaient de l'Orient, de la Grèce, de l'Egypte ou de l'Asie. Elles eurent bientôt acquis une grande réputation à Rome, en raison de leur parfaite expérience de tous les arcanes de la volupté; elles se faisaient payer très cher et cumulaient les bénéfices de leur art avec ceux de la prostitution. On ne les voyait que chez les gens riches, à la fin des banquets, au milieu des orgies. Les Caditanes d'Espagne faisaient une grande concurrence aux autres danseuses étrangères : Martial et Juvénal ont parlé de leur talent à exciter les désirs voluptueux des spectateurs.

On les nommait *saltatrices, fidicinæ, tibicinæ*, selon qu'elles étaient danseuses, joueuses de flûte ou de lyre. On ne peut se faire une idée de la licence des mouvements auxquels elles se livraient, aux sons des instruments, quand elles mimaient les différentes phases de l'amour, qu'en se souvenant de ce que nous avons dit des Aulétrides d'Athènes et de Corinthe, mais elles n'eurent jamais le prestige des grandes courtisanes grecques.

Quelques-unes, il est vrai, eurent la gloire d'être aimées par les grands poètes latins, Horace, Ovide, Catulle, Properce, Tibulle. Cythéris reçut souvent Cicéron à sa table et quelques autres grands citoyens, mais ses semblables n'eurent jamais un rôle marqué dans les affaires publiques.

Ces grandes courtisanes, *bonæ meretrices*, donnaient le ton, décrétaient la mode, attiraient à elles l'aristocratie, ruinaient les vieux et débauchaient les jeunes, anesthésiaient l'énergie physique et morale de tous, mais c'était tout.

Leur luxe était presque aussi grand que celui des hétaires d'Athènes et s'étalait publiquement, dans toute sa splendeur et dans toute son insolence, sur la voie sacrée. C'est là qu'il fallait aller le soir, pour les voir dans leurs toilettes tapageuses, couvertes de bijoux, luttant de coquetterie entre elles, promenant leur voluptueuse nonchalance dans leurs litières portées par une escouade de nègres vigoureux. Elles jouaient de l'éventail avec une grâce parfaite, ou tenaient à la main le miroir métallique qui leur permettait de constater l'art de leur coiffure et les reflets de leur diadème d'or sur la nuance blonde de leurs cheveux. Il y en avait qui se promenaient à cheval et maniaient avec dextérité de superbes chevaux ou des mules richement caparaçonnées. Il y en avait aussi qui allaient à pied mais toujours précédées ou suivies de quelques esclaves, qui portaient ou recevaient leurs amoureuses confidences.

Quoique très riches, elles n'étaient pas soumises à la taxe de la prostitution et par conséquent à la *licentia stupri*. la loi n'a jamais été faite que pour les croquants. Nos grandes horizontales d'aujourd'hui ne sont pas non plus inscrites à la Préfecture de police. Et cela sera toujours ainsi.

Les *bonæ meretrices* de Rome possédaient un art merveilleux pour faire comprendre leurs pensées aux hommes qu'elles rencontraient dans le cours de leurs promenades. Le jeu de la prunelle, les signes imperceptibles des mains et des doigts, la mimique éloquente de leurs lèvres, tout cela en disait autant et plus que les plus longs discours.

Cette pantomime amoureuse ne leur était pas d'ailleurs particulière; elles y excellaient, mais c'était avant tout le langage des amants de toutes les classes de la société.

Quant à la prostitution vulgaire, elle avait à Rome différents lieux attitrés, ceux qui étaient connus et tolérés de la police, et les maisons clandestines. Une clientèle particulière fréquentait ces divers établissements : les filles inscrites étaient dans les lupanars, les insoumises dans les hôtelleries, les boutiques des marchands de vin, des boulangers et des barbiers. C'est dans ces espèces de maisons de passe que les femmes mariées et les jeunes filles cachaient leurs amours.

Les maisons publiques se trouvaient principalement dans les quartiers excentriques tels que celui de Suburre, au mont Cœlius près des casernes, dans ceux des Esquilies et du grand Cirque. Dans le centre de la ville, près du temple de la Paix, il y en avait quelques-unes également ; c'étaient les plus aristocratiques et les mieux tenues, — naturellement.

Les lupanars du peuple que Tertulien appelait les *consistoires* de la débauche publique, se composaient d'un nombre de cellules obscures, remplies d'acteurs des deux sexes, dans un état complet de nudité. Le tribut de la prostitution était perçu d'avance. Ces cellules avaient une porte d'entrée et une porte de sortie, sur deux rues différentes. L'ameublement d'une cellule se réduisait à une natte en jonc ou à un grabat, *pulvinar*, garni d'une couverture sale et rapiécée, *cento*; plus une lampe remplie d'une huile puante, qui trahissait, par l'odeur de la fumée qu'elle laissait aux vêtements, ceux qui sortaient de ces lieux de débauche. Sur les murs, on voyait des dessins obscènes grossièrement exécutés. A la porte du lupanar se dressait un priape indicateur, arme parlante du lieu, qui se transformait à la nuit en une lanterne affectant la même forme. Enfin, un écriteau placé au-dessus de chaque cellule indiquait si elle était vide, *nuda*, ou occupée, *occupata*, ainsi que le taux des faveurs de la locataire, ce qui évitait ainsi le marchandage. Dans les lupanars aristocratiques, les cellules, *cellæ*, ne donnaient pas dans la rue mais dans l'intérieur d'une cour ou d'un *patio*, au milieu duquel s'élevait une fontaine avec un bassin (1). Les dessins obscènes étaient remplacés sur les murs par des scènes mythologiques dans lesquelles les dieux et les déesses sacrifiaient à l'amour. Le mobilier était aussi plus confortable et les amateurs trouvaient là un personnel complet pour le service.

Les *ancillæ ornatrices* étaient les domestiques destinées à la toilette des filles, à les habiller, et à les rhabiller, à les parer, les farder, etc. ; les *aquarioli* apportaient aux consommateurs des boissons fraîches et du vin (2); le *bacario* était préposé aux ablutions hygiéniques auxquelles se livraient l'homme et la femme, avant et après le coït; le *villicus* était le gérant du *leno* ou de la *lena*, qui tenait les maisons, et auquel on remettait le prix porté sur l'écriteau. Les *admissarii*, enfin, étaient des hommes ou des femmes chargés de racoler des clients sur la voie publique et de les conduire au

(1) Il y en avait qui étaient pourvus d'un balcon où se tenaient les filles dans une toilette affichante et couronnées de fleurs, tenant à la main une branche de myrte.

(2) Lib. II, Cap. 2. til. I.

lupanar. C'est pour cette raison qu'on les appelait également *adductores* ou *conductores*.

Le nombre des lupanars était considérable, et cependant il y avait beaucoup de femmes qui se livraient clandestinement à la prostitution. Celle-ci s'était propagée dans les camps, au mépris de la sévérité de l'ancienne discipline, qui ne permettait pas aux femmes de suivre les armées. Valère Maxime, qui a signalé ce fait, ajoute que la chose en était venue à ce point que le jeune Scipion, en prenant le commandement en Afrique, lors de la troisième guerre punique, jaloux d'établir une prompte réforme dans son camp, en fit chasser deux mille femmes publiques. Sabatier.

Les femmes qui se livraient à la prostitution clandestine, c'est-à-dire sans être inscrites sur les registres des édiles, étaient condamnées à l'amende, et, en cas de récidive, chassées de la ville, à moins qu'elles ne trouvent pour répondant un *leno*, qui régularisait leur position et les admettait ensuite au nombre de ses pensionnaires. Malgré cela, il y avait à Rome un nombre considérable de filles vagabondes, *erratica scorta*, qui n'avaient d'autres domiciles que la rue, les voies publiques, les marches des monuments, les bancs des marchés, les pierres des tombeaux, les voûtes des aqueducs, le pied d'une statue de Vénus ou de Priape.

Le zèle bruyant et souvent intéressé des édiles était insuffisant pour combattre la prostitution clandestine et éviter les scènes scandaleuses, les crimes et les délits qu'elle provoquait journellement. D'ailleurs, ils n'avaient à intervenir qu'au point de vue des intérêts du fisc, et n'avaient pas à connaître des attentats contre la morale publique. Presque toutes les nuits, précédés de plusieurs licteurs, ils faisaient des rondes, et s'ils dédaignaient de poursuivre *les louves* dans les repaires fangeux où elles cherchaient leur vie, ils affectionnaient particulièrement les descentes de police dans certaines maisons de prostitution. Quelquefois même ils se dispensaient de se faire annoncer par les licteurs, et réclamaient de quelques courtisanes des faveurs qu'ils considéraient comme les prérogatives de leur mandat. C'est ainsi qu'Hostilius Mancinus fut blessé par une pierre lancée par la courtisane Mamilia dont il voulait forcer la porte, sous prétexte d'inspecter la demeure.....

La prostitution romaine n'était pas seulement le terme final de l'inconduite des femmes ; on recrutait aussi pour elle des vierges, qui débutaient d'emblée dans le vice, victimes offertes à la lubricité des *amatores.*

« Lorsqu'une malheureuse, lorsqu'une pauvre enfant, dit Pierre Dufour, se sacrifiait pour la première fois, c'était fête au lupanar ; on appendait à la porte une lanterne qui jetait une lumière inaccoutumée sur les abords du mauvais lieu : on entourait de branches de laurier le frontispice de l'horrible sanctuaire : ces lauriers outrageaient la pudeur publique pendant plusieurs jours, et quelquefois, le sacrifice consommé, l'auteur de cette vilaine action, qu'il payait très cher, sortait du bouge couronné lui-même de lauriers. Cet impur ennemi de la virginité, s'imaginait avoir remporté une belle victoire, et la faisait célébrer par des joueurs d'instruments, qui appartenaient aussi au personnel de la débauche. Un tel usage, toléré par l'édile, était un outrage d'autant plus sanglant pour les mœurs que les nouveaux mariés conservaient, surtout dans le peuple, une coutume analogue, et ornaient aussi de branches de laurier les portes de leur demeure le lendemain des noces. » « *Ornentur postes et grandi juana auro*, » a dit Juvénal. Tertullien a critiqué cette mode et dit n parlant de la nouvelle épouse : « qu'elle ose sortir de cette orte décorée de guirlandes et de lanternes, comme d'un ouveau consistoire des débauches publiques. »

Un passage non moins curieux pour l'histoire des mœurs omaines est celui de Symphosianus (1), où se trouve ce diaogue :

— Aie pitié de ma virginité, dit une pauvre esclave achetée our le lupanar, ne prostitue pas mon corps en me déshonont par un honteux écriteau !

— Qu'une servante, dit le *leno* au fermier des filles, vienne ı parer et qu'on mette sur l'écriteau : « Celui qui déflorera

(1) *Symphosianus. Histoire d'Appolonius de Tyr.*

Tarsia donnera une demi-livre d'argent, ensuite elle sera livrée à tout venant moyennant une pièce d'or. »

Il faut croire que la virginité se payait un prix très élevé, car les auteurs latins affirment que le salaire des lupanars était très modique. Ainsi, Juvénal, pour dire que Messaline exige le prix de ses faveurs, écrit *Æra poposcit*, c'est-à-dire réclame quelques sous. Pétrone en fait dire autant à Ascylte, lorsque celui-ci est conduit dans un lupanar « par un vieillard vénérable » : *Jam pro cella meretrix assem exegerat*. Déjà la fermière des filles avait reçu un as pour le prix de sa cellule (1).

Cependant, ce trafic de la virginité n'était souvent qu'une spéculation de la part des proxénètes. On trouvait plus de pseudo-virginités que de virginités réelles. Et Lucilius, dans une de ses satires, ne manque pas de faire donner à un jeune homme novice ce conseil très pratique : « Achète la fille sans garantie. »

(1) Pétrone. *Satyricon, cap. VIII.*

LES AUXILIAIRES DE LA PROSTITUTION A ROME

Autant que les proxénètes officiels, les femmes-médecins de Rome se faisaient les complices des grandes courtisanes et des matrones adultères auxquelles elles donnaient leurs soins. On désignait ces femmes, qui se livraient à la pratique de la clinique amoureuse, sous des noms différents : *Medicæ, obstetrices, sagæ*. C'étaient les auxiliaires intéressées de la prostitution, principaelment les *sagæ*. Et personne n'ignore que c'est de ce mot que vient sage-femme, que Stern conseille, avec raison, de ne pas confondre avec femme sage.

Dans une de ses épigrammes mentionnée dans *La Médecine et les Mœurs de la Rome antique, d'après les poètes latins*, Martial parle de ces *medicæ*, qui soignaient une hystérique, la belle Léda, mariée à un vieux barbon impuissant. Elles se retirent immédiatement, dit le poète, dès qu'on juge à propos de faire appeler les médecins :

PROTINUS ACCEDUNT MEDICI MEDICÆQUE RECEDUNT.

Les *obstetrices* étaient les accoucheuses proprement dites; elles avaient pour aides des *adstetrices*. Les *sagæ*, comme les *medicæ* et les *obstetrices*, se mêlaient aussi d'accouchements et des maladies de femmes. Tout ce monde-là ne valait donc pas grand'chose et s'occupait surtout de trafics interlopes, d'avortement et de proxénétisme. C'est parmi elles que se recrutaient les magiciennes, les sorcières, les parfumeuses, les coiffeuses, etc. Toutes leurs actions portaient le cachet d'un commérage superstitieux, spéculant sur la coquetterie, la débauche et la crédulité des femmes. Il y avait en elles de l'entremetteuse, de la sage-femme et de la marchande à la toilette,

Elles faisaient disparaître les enfants non reconnus, préparaient, par des sacrifices, une heureuse grossesse, une délivrance favorable, exempte d'accidents. Pendant le travail, elles invoquaient Diane trois fois ou plus, si c'était nécessaire.

C'est à elles encore qu'incombait le soin de laver l'enfant, de faire la toilette de l'accouchée pendant cinq jours. Enfin, on les appelait quand le nouveau-né était malade ; et toute leur pratique consistait, dans cette circonstance, à couvrir le corps de l'enfant d'amulettes, en invoquant Junon, Lucine, Diane et même Castor et Pollux.

Pline a rapporté quelques-unes de leurs prescriptions relatives au traitement des maladies par le sang menstruel frais ou incinéré. Les fièvres intermittentes et la rage étaient tributaires du *virus lunare*, soit en frictions, soit en contact avec la peau, dans un sachet ou un médaillon en argent. Ce sang avait encore une qualité, d'après les sages-femmes romaines : une femme qui avait ses règles détruisait les chenilles et les insectes d'un champ, si elle en faisait le tour une ou plusieurs fois. Mais, en revanche, elle frappait les plantes de stérilité, faisait tomber les fruits des arbres et avorter les cavales, chassait les abeilles et enlevait le fil des rasoirs, etc. La vie privée de ces femmes était en rapport avec leur ignorance ; elles avaient un faible pour le jus de la treille, comme on le voit dans l'*Andrienne*, une des plus charmantes comédies de Térence, où Lesbie, la *saga* appelée pour assister la jeune Glycérie, nous est présentée comme la compagne de bouteille des vieilles esclaves. C'est cette Lesbie qui, d'après le même auteur, prescrivait un bain immédiatement après l'accouchement de sa patiente et lui faisait avaler quatre jaunes d'œuf.

A Rome comme à Athènes, les sages-femmes avaient non seulement le monopole des avortements et des infanticides, crimes à peu près tolérés par les lois et la morale publique, mais aussi celui des suppressions et des suppositions d'enfants. C'étaient elles qui allaient porter les nouveau-nés dont on voulait se débarrasser sur les bords de la mare de Vélabre, au pied du mont Aventin. Dans ce charnier ignoble, on en voyait d'autres venir chercher les sujets destinés aux suppositions d'enfants nécessaires à la captation des héritages.

Juvénal, dans son éloquente satire sur les femmes, dit bien en effet : « Je n'insiste pas ni sur les suppositions d'enfants, ni sur la perfidie de celles qui, se jouant des vœux et de la joie d'un époux, lui rapportent des bords de l'infâme Vélabre des héritiers dont il se croit le père. »

Ces créatures malfaisantes ne reculaient devant aucun crime pour satisfaire leur cupidité ; elles vendaient aussi des philtres aphrodisiaques et anaphrodisiaques, dans lesquels il entrait parfois, comme nous le dit Horace, du sang d'un jeune enfant assassiné par elles. Les drogues de Canidie, les formules de Salpé (1), l'Hippomane (2) des sorcières, l'Eryngion (3) de Sapho : voilà en quoi consistaient leur thérapeutique et leur matière médicale :

Il est inutile de compiler d'autres auteurs et de faire de plus nombreuses recherches sur ce sujet, nous savons maintenant quelles étaient les fonctions des femmes-médecins à Rome. Elles avaient surtout le monopole des avortements et servaient d'auxiliaires à la prostitution.

La loi romaine punissait cependant assez sévèrement l'avortement, mais on ne l'appliquait pas, et les magistrats laissaient les *sagæ* se livrer à leur lucrative industrie. Voici en effet, quel était le texte de la loi :

« Quiconque aura fait prendre une potion abortive, même sans intention criminelle, sera envoyé aux mines, s'il est pauvre. Et s'il est riche, il sera exilé dans une île, et une partie de ses biens sera confisquée. Si la mère ou l'enfant a succombé

(1) Salpé, une *obstetrix*, citée par Pline (liv. 28) prescrivait contre l'impuissance de tremper sept fois les parties génitales d'un âne dans de l'huile bouillante et de se frotter avec cette huile les parties génitales.

(2) Liquide qui s'écoule des parties génitales d'une jument qui vient d'être saillie.

(3) *Eryngion campestre* genre de la famille des Ombellifères, connu sous le nom vulgaire de panicaut des champs, ou chardon à cent têtes. Sa racine, a dit Pline (liv. 22), représente les parties naturelles de l'homme ou de la femme. (Ne pas confondre cette Sapho avec Sapho de Mitylène).

par l'effet de ce breuvage, les coupables seront punis du dernier supplice. »

Qui abortitionis poculum dant, et si dolo non faciant, humiliores ad metallum, honestiores in insulam, amissa parte bonorum, relegantur. Quod si poculo mulier aut homo perierit, summo supplicio afficiuntur.

Malgré cela, l'avortement était entré dans les mœurs romaines et se pratiquait ouvertement. Les auteurs en parlent comme d'une habitude tolérée par les lois, à laquelle les princesses et les patriciennes avaient recours pour différentes raisons.

Juvénal, dans sa satire contre les hypocrites, nous montre encore Domitien faisant des lois contre l'adultère, tandis que sa nièce Julie se rendait fameuse par ses avortements,

QUUM TOT ABORTIVIS FŒCUNDAM JULIA VULVAM,

et qu'elle extirpait de ses flancs trop féconds des lambeaux palpitants qui, par leur ressemblance, déposaient contre son oncle.

SOLVERET, ET PATRUO SIMILES EFFUNDERET OFFAS.

On le voit : Julie s'était fait avorter pour faire disparaître la preuve de ses relations avec Domitien, son oncle. Or, c'était le plus souvent pour des raisons analogues que les femmes avaient recours à l'avortement. Corinne, la maîtresse d'Ovide et la petite-fille d'Auguste, se fit avorter pour détruire la preuve de ses relations avec le poète : « Corinne a vu comme tant d'autres, dit l'auteur des *Amours*, un témoin accusateur de sa faute venir troubler ses jours, et, comme tant d'autres femmes, elle a cherché à détruire cet enfant qui menaçait son repos et sa beauté. »

DUM LABEFACTAT ONUS GRAVIDI TEMERARIA VENTRIS,
IN DUBIO VITÆ LASSA CORINNA JACET.

Ovide, qui n'était pas complice du crime, s'est indigné contre sa maîtresse, puis il a demandé aux dieux de lui pardonner ; mais il a maudit la première femme qui a donné l'exemple d'un pareil attentat.

« Elle méritait, dit-il, de succomber dans cette lutte contre la nature. Elle voulait épargner à son ventre quelques rides ; »

UT CAREAT RUGARUM CRIMINE VENTER ;

« Et elle courait le risque de descendre au tombeau, »

« Femmes, ajoute-t-il, pourquoi porter dans vos entrailles un fer homicide, pourquoi présenter le poison à l'enfant qui ne vit pas encore. »

VESTRA QUID EFFODITIS SUBJECTIS VISCERA TELIS
ET NONDUM NATIS DIRA VENENA DATIS.

Il termine enfin son éloquente élégie par cette péroraison : « Elle meurt après avoir tué son enfant, et quand on la porte échevelée sur son lit funèbre, tous ceux qui la voient disent : C'est juste, c'est bien fait, elle l'a bien mérité ! »

SÆPE, SUOS UTERO QUÆ NECAT, IPSA PERIT.
IPSA PERIT, FERTURQUE TORO RESOLUTA CAPILLOS :
ET CLAMANT, MERITO ! QUI NODOCUMQUE VIDENT.

Dans les *Héroïdes*, Ovide nous fait lire la lettre de Canacé à son frère Macarée, des œuvres duquel elle est devenue enceinte : « Ma nourrice eut la première le pressentiment de ma grossesse ; elle me dit : Fille d'Eole, tu aimes ! Je rougis, la pudeur me fit baisser les yeux sur mon sein ; ce langage muet, cet aveu étaient assez significatifs. Déjà le fardeau arrondissait mes flancs incestueux, et mes membres malades étaient appesantis de son poids furtif. »

JAMQUE TUMESCEBANT VITIATI PONDERA VENTRIS,
ÆGRAQUE FURTIVUM MEMBRA GRAVABAT ONUS.

« Que d'herbages, que de médicaments ma nourrice ne m'apporta-t-elle pas, combien ne m'en fit-elle pas prendre d'une main audacieuse ; »

QUAS MIHI NON HERBAS, QUÆ NON MEDICAMINA NUTRIX
ATTULIT, AUDACI SUPPOSUITQUE MANU ;

« Afin, — et cela seul nous te l'avons caché, — de détacher entièrement de mes entrailles le fardeau croissant ! Ah, trop vivace, l'enfant résista aux efforts de l'art, et fut en sûreté contre son ennemi secret. »

Nous voyons, d'après cela, que c'était le plus souvent à l'aide de substances emménagogues qu'on cherchait à provoquer l'avortement, mais ces moyens ne réussissaient pas toujours et l'enfant restait en sûreté dans un coin de sa matrice. Alors il fallait faire la ponction de l'œuf avec une tige de fer homicide, comme on le fit à la jeune fille, qui « mourut après avoir tué son enfant. »

Mais ce n'était pas toujours pour anéantir le produit de relations illégitimes que les femmes romaines se faisaient avorter. C'était aussi, et le plus souvent, comme le dit Ovide, pour éviter les déformations de la taille, par crainte des vergetures du ventre, qui enlèvent à un amant une partie de ses illusions.... — ces vergetures que les honnêtes femmes regardent comme les nobles cicatrices de la maternité !

Ainsi donc, éviter les ennuis de la grossesse, les douleurs de l'accouchement, les soins de la maternité, conserver ses charmes pour plaire à ses amants : telle était la morale de la matrone romaine, à l'époque de la décadence. C'est à elle, en effet, que s'adresse Aulu-Gelle, avec une juste indignation quand il dit : « Penses-tu que la nature ait donné des mamelles aux femmes comme de gracieuses protubérances destinées à orner la poitrine et non à nourrir les enfants ? Dans cette idée, la plupart de nos merveilleuses, *prodigiosæ mulieres,* s'efforcent de dessécher et de tarir cette fontaine sacrée où le genre humain puise la vie, et risquent de corrompre ou de détourner leur lait, comme s'il gâtait ces attributs de la beauté. C'est la même folie qui les porte à se faire avorter, à l'aide de diverses drogues malfaisantes, afin que la surface polie de leur ventre ne se ride pas et ne s'affaisse point sous le poids de leur faix et par le travail des couches. »

Nous venons de voir que les *sagæ* ne faisaient pas seulement commerce de proxénétisme et d'avortement, qu'elles fournissaient les cosmétiques, les parfums et tous les agents aphrodisiaques. Elles avaient recours, our leurs préparations, aux substances aromatiques de l'Asie et de l'Afrique, qui avaient une action stimulante sur les organes de la génération. Et c'est dans l'emploi exagéré de ces ingrédients que les Romains trouvaient le secret de leur incomparable lubricité et de leurs excès vénériens. Tous les genres de prostitution étaient donc tributaires des *sagæ*, parfumeuses et magiciennes, sages-femmes et entremetteuses, mais toujours vieilles courtisanes blanchies sous le harnais de la prostitution.

De même que les barbiers, actifs auxiliaires de la pédérastie, elles retiraient de gros bénéfices de leur industrie, car tout le monde se parfumait à Rome : les hommes, les femmes, les enfants, les filles publiques et les gitons. Au lever, au coucher, avant les repas, après le bain, on se faisait sur tout le corps des onctions d'huiles parfumées, on imprégnait les vêtements et les cheveux d'essences odoriférantes, on faisait brûler dans les appartements des poudres aromatiques, on en mettait dans les aliments, dans les boissons, dans les meubles, dans l'eau destinée aux ablutions ; on en répandait sur les couvertures des lits. Le système nerveux était dans un état de surexcitation et d'éréthisme perpétuel par l'odeur pénétrante des parfums. Mais c'était la clientèle des viveurs et des courtisanes qui en faisait le plus grand usage. « C'était principalement, dit Dufour, dans les préludes de la palestre de Vénus, *palæstra venerea*, pour nous servir de l'expression antique, que les parfums venaient en aide à la volupté. Les deux amants se faisaient oindre tout le corps avec des spiritueux embaumés, après s'être lavés dans des eaux odoriférantes ; l'encens fumait dans la chambre, comme pour un sacrifice ; le lit était entouré de guirlandes de fleurs et semé de feuilles de roses, les meubles recevaient une pluie de nard et de cinnamome. Les ablutions d'eaux aromatisées se renouvelaient souvent dans le cours de ces longues heures d'amour, au milieu d'une atmosphère plus parfumée que celle de l'Olympe. »

Tous les ustensiles du libertinage, tous les objets qui pouvaient fournir à la prostitution le moyen de surexciter artificiellement les sens, faisaient encore partie du commerce interlope des *sagæ*. Nous ne donnerons pas la description de tous ces instruments de débauche et de dépravation, qui favorisaient le culte de l'amour antiphysique.

Ces raffinements monstrueux des fils dégénérés des premiers Romains furent flétris par l'apôtre saint Paul (1) : Dieu les a livrés, dit-il, aux passions de l'ignominie ; car les femmes ont changé l'usage naturel des hommes en un usage qui est contre nature ; et semblablement, abandonnant l'usage naturel de la femme, les hommes se sont embrasés d'impurs désirs les uns envers les autres, et reçoivent en eux-mêmes le châtiment de leur erreur. »

Ce châtiment, c'était, comme nous le verrons, les maladies des organes de la génération : les écoulements, les ulcères, les condylomes de l'anus. Et comment aurait-il pu en être autrement avec les ignobles pratiques de l'onanisme et de la sodomie, les femmes demandant à des Phallus artificiels les sensations que leurs sens blasés étaient impuissants à éprouver dans les relations naturelles, les hommes ayant recours, pour réveiller leur virilité, à des suppositoires irritants, à des moyens factices dont faisaient particulièrement usage les libertins, amollis par tous les raffinements de la prostitution. Ils désignaient ces engins obscènes sous le nom de *fascina*, expression dont se sert Pétrone dans la description des mystères, « qui rendent aux nerfs leur entière vigueur ». Et voici en quoi consistaient ces mystères ;

Simul que profert Œnothea scorteum fascinum. quod ut oleo et minuto pipere atque urticæ trito circumdedit semine, paulatim cœpit inserere ano meo... Viridis urticae fascem comprehendit, omniaque infra umbilicum cœpit lenta manu cædere (1). Ce qui signifie (2) :

« A ces mots, Œnothée apporte un phallus en cuir, le saupoudre de poivre et de graines d'ortie pilée détrempée d'huile, il me l'introduit par degrés dans l'anus... Puis, saisissant une poignée d'orties vertes, m'en fouette à petits coups le bas-ventre. »

Œnothée, est-il besoin de le dire, était une magicienne,

(1) Saint Paul, première épitre aux Romains.
(2) Petrone: Satyricon, Cap. CXXXVIII.
Traduction de H. de Guerle, inspecteur d'Académie, et de M. de Guerle, censeur du lycée Louis-le-Grand.

une prêtresse, une horrible vieille, qui faisait de la thérapeutique aphrodisiaque, comme toutes les *sagæ* de Rome.

Comme autres auxiliaires de la prostitution, il faut mentionner tout le personnel des bains publics, car il est bien certain que les lupanars et autres lieux de la prostitution légale n'étaient pas les seuls endroits de débauche à Rome. Les Thermes étaient de ceux-là, et c'est avec raison que Pétrone a dit d'eux :

Balnea, vina, Venus, corrumpunt corpora sana;
Et vitam faciunt balnea, vina, Venus.

Les bains, les vins, l'amour détruisent la santé du corps, et cependant ce qui fait le charme de la vie, ce sont les bains, les vins et l'amour.

Vers trois heures de l'après-midi, les cloches annonçaient l'ouverture de ces établissements. Les uns étaient destinés à l'aristocratie, les autres au peuple. Le prix d'entrée dans ceux-ci était extrêmement modique, et quelques bains étaient même gratuits, car ils avaient été fondés et ils étaient entretenus par de riches particuliers, comme un moyen de propagande électorale. Dans le principe, les Thermes étaient construits de manière à laisser les salles dans une demi-obscurité, et les sexes étaient séparés. Mais ensuite on laissa largement entrer la lumière, et ils furent communs aux deux sexes. Cette promiscuité amena fatalement les plus grands désordres dans les mœurs. Il y avait des piscines qui pouvaient contenir jusqu'à mille personnes. Hommes, femmes, enfants grouillaient dans l'eau dans le plus complet état de nudité. Dans ces vastes lupanars aquatiques, le champ était vaste pour la prostitution. Et, sous les yeux des édiles, elle s'y étalait avec le cynisme le plus parfait. Non seulement, il s'y donnait des rendez-vous, non seulement il s'y commettait publiquement des scènes d'impudicité, mais encore des obscénités monstrueuses. Les Lesbiennes romaines offraient aux hommes leurs plus impures caresses, et apprenaient leur art aux esclaves et aux enfants. On désignait ces derniers sous le nom de *fellatores* et les femmes sous celui de *fellatrices*. Et toutes ces passions dégoûtantes se montraient en plein jour. Qu'on lise Juvénal, les vers satiriques de Martial, les comédies de Plaute et de Térence. Des matrones abandonnaient leur corps à des masseurs de profession : *Unctor sciebat dominam suam hujusmodi titillatione et contrectatione gaudere.* Juvénal avait dit la même chose dans un vers célèbre. Tels étaient les Thermes : des endroits de prostitution publique, de débauche et d'excès de tous genres, car on y mangeait souvent, on y buvait, on y jouait, on s'y livrait à toutes les voluptés impures, malgré les édits de certains empereurs, de Marc-Aurèle et d'Alexandre Sévère, malgré les énergiques protestations des citoyens honnêtes, qui prévoyaient les malheurs dont était menacée la patrie latine.

La prostitution trouvait encore un asile dans les tavernes, les auberges et les cabarets. Dans la taverne ou *popina*, on voyait dans une salle sombre et voûtée du rez-de-chaussée des hommes et des filles attablés, au milieu des tonneaux et des amphores. Là aussi, ils buvaient, mangeaient, jouaient et se livraient à toutes les débauches. Dans les auberges, *cauponæ* il y avait des chambres qu'on louait aux consommateurs. Quant aux *diversoria*, ils n'étaient que des hôtels garnis où on logeait à la nuit.

Les édiles avaient la surveillance de ces établissements et de ces bouges où se réfugiaient, la plupart du temps, les criminels et les filles insoumises, qui voulaient s'affranchir de la taxe de la prostitution. Les hôteliers étaient responsables de toutes les infractions qui se commettaient chez eux, et l'édile leur infligeait de nombreuses amendes qu'ils devaient payer séance tenante, ou si non recevoir, *coram populo*, un certain nombre de coups de verges administrés par les licteurs.

Les souterrains des boulangeries où étaient installées les meules pour moudre le blé servaient aussi de refuge aux filles vagabondes et à leurs acolytes. L'édilité y faisait ses meilleurs râfles, mais ne s'opposait pas au triste commerce qui s'y pratiquait jour et nuit.

Enfin, comme autres lieux de prostitution, il faut mentionner les recoins obscurs qui se trouvaient sous les gradins du cirque, entre les colonnades et les *caveæ*, où étaient enfermés les gladiateurs et les fauves. Les jours où il y avait des jeux publics, toutes les courtisanes de bas étage venaient se prostituer dans les dessous humides des arènes. Des places qu'elles occupaient dans l'intérieur de l'édifice, elles faisaient des signes aux spectateurs et les entraînaient au dehors par les *vomitoria*. Cela durait pendant toute la représentation, et on ne voyait qu'elles et les crieurs publics, qui leur servaient de souteneurs, aller et venir dans les escaliers des *cunei* et les *præcinctiones*, promenoirs circulaires situés entre le *podium*, où se tenaient l'empereur, les vestales, les sénateurs et les chevaliers, et les degrés de pierre, *popularia*, réservés au peuple. Les édiles toléraient ces impudiques orgies, qui n'offensaient que très peu, à la vérité, la morale publique, et ne demandaient aux hôteliers, logeurs, boulangers, crieurs publics, auxiliaires et souteneurs des prostituées, qu'à payer exactement la taxe, le *meretricium*.

LOIS ET RÈGLEMENTS DE LA PROSTITUTION A ROME

Grâce aux lois sévères de Romulus et à l'habileté de ses successeurs, l'institution du mariage, créée surtout au point de vue politique, donna aux femmes des mœurs sévères, qui furent l'élément principal de la grandeur romaine. Les lois de Romulus, au nombre de quatre, étaient nécessaires pour mettre un frein à la violence des passions de ces hommes à demi sauvages, et établir la principale base sociale du nouvel Etat. Mais les dispositions du code matrimonial, gravées sur les tables d'airain du Capitole, ne concernaient que les citoyennes ; la plèbe affranchie resta livrée au concubinage et à la prostitution. Ce fut là une grande faute politique, fatalement destinée à entretenir ce foyer de corruption, qui s'étendit, sous l'Empire, après les grandes guerres asiatiques, à toutes les classes de la société, et amena progressivement la décadence des Romains.

Le mariage jouissait à Rome d'une considération et d'effets civils plus ou moins étendus, suivant les formes dans lesquelles il était contracté. Celui qui se faisait par le sacrifice de la *confarration*, c'est-à-dire par l'usage du même pain que mangeaient les époux lors de la cérémonie, était regardé comme le plus honnête ; c'était celui qui conférait le plus de droits à la femme, de même que les titres les plus respectables. Le mariage par *usucapion*, moins respecté et auquel on donnait le nom de demi-mariage, se formait par la simple cohabitation d'un an, pourvu qu'il n'y eût pas une interruption de trois jours consécutifs : il devint fréquent par le relâchement des mœurs. Le concubinage n'avait rien d'absolument honteux; il passait pour une troisième espèce de mariage; les lois l'appelaient une coutume licite.

Cependant cet état, dont la légalité ne reposait que sur l'intention apparente de ceux qui l'embrassaient, dont l'existence n'était déterminée que par la présomption de leur volonté, *ex sola animi destinatione*, ainsi que s'en exprime le législateur, prenait la dénomination de noces non juridiques, *injustæ nuptiæ* La concubine n'était pas épouse, elle en tenait la place et elle en était distinguée par les vêtements. Les enfants, quoique admis dans le commerce des autres citoyens, ne faisaient pas partie de la famille de leurs pères; ils n'en héritaient point; et lorsqu'il ne fut permis de prendre en concubinage que des femmes de condition servile, ou nées de parents obscurs ou qui, d'une naissance illustre, auraient dégénéré en se livrant à la prostitution, en exerçant d'autres métiers également bas et méprisables, les concubines furent envisagées d'un œil défavorable; on les distingua peu des prostituées; la débauche publique n'étonna plus les mœurs, elle en fit partie (1).

Les historiens nous ont fait connaître le mépris des Romains de la République pour l'adultère, les supplices horribles infligés aux femmes coupables, livrées publiquement aux assauts d'un âne, attelées comme des bêtes au char d'un bourreau, et finalement condamnées à la prostitution publique. Mais pendant que la matrone, *mater familias*, était entourée de respect et d'honneurs, pendant que les vestales étaient chargées d'entretenir sur les autels le feu sacré de la pudeur, beaucoup de femmes et de filles du peuple se soumettaient au pire des esclavages : à la prostitution.

Le grand juriste Domitius Ulpianus, l'auteur du *Liber singularis regularum*, dont les travaux de droit romain ont été presque entièrement reproduits dans les *Pandectes*, nous a laissé, sous le titre de *De ritu nuptiarum*, le définition légale de la prostitution à Rome. Voici ce qu'il dit :

Une femme fait un commerce public de prostitution, quand

(1) Sabatier, Législation romaine — Terrasson, *Histoire de la Jurisprudence romaine*.

non seulement elle se prostitue dans un lieu de débauche, mais encore lorsqu'elle fréquente les cabarets et d'autres endroits dans lesquels elle ne ménage pas son honneur.

On entend par un commerce public le métier de ces femmes qui se prostituent à tous venants et sans choix. Ce terme ne s'étend pas aux femmes mariées qui se rendent coupables d'adultère ni aux filles qui se laissent séduire.

Une femme qui s'est abandonnée pour de l'argent à une ou deux personnes n'est point censée faire un commerce public de prostitution.

Octavianus pense avec raison que celles qui se prostituent publiquement, même sans prendre d'argent, doivent être mises au nombre des femmes qui font commerce public de prostitution.

Les filles publiques n'étaient pas comprises dans les recensements de la population, mais elles étaient inscrites sur les registres de la prostitution tenus par les édiles, qui leur délivraient alors l'équivalent de la moderne *carte de préfecture*, une licence de débauche, en latin *licentia stupri*. Ce permis de prostitution ne fut, pendant longtemps, délivré qu'aux femmes plébéiennes ; mais, sous l'empire, quand la dépravation eut atteint ses limites extrêmes, les patriciennes, *ingenuæ*, réclamèrent leur inscription (1).

Les prostituées étaient notées d'infamie, ce qui entraînait légalement la *mort civile*. Cet état était également et avec

(1) Des femmes de sénateurs et de chevaliers sollicitèrent d'être comprises, comme *meretrices*, sur les registres des édiles, pour se soustraire aux châtiments qui les menaçaient, à la surveillance de leur famille, et mener la vie licencieuse qui leur plaisait.

Voici, d'ailleurs, ce que dit Tacite, *Annales Lib.* II Cap, LXXXV : « Le Sénat fit cette année des règlements sévères pour réprimer la dissolution des femmes. On interdit le métier de prostituée à celles qui auraient un aïeul, un père ou un mari chevalier romain ; car Vistilia, d'une famille prétorienne, avait été chez les édiles pour se faire inscrire sur la liste des filles publiques ; (*Nam. Vestilia, prætoria familia genita, licentiam stupri apud ædiles vulgaverat* ;) d'après un usage de nos pères qui pensaient qu'une femme serait assez punie par la seule déclaration de son impudicité. (*More inter veteres recepto, qui satis pœnarum adversum impudicas in ipsa professione flagitii credebant.*)

raison imposé aux gens qui s'adonnaient au commerce du proxénétisme, au *lenocinium*. (2) La note d'infamie était une tache *indélébile*, qui atteignait tous les agents de la prostitution, les filles publiques et leurs patrons, le *leno* et la *lena*, les cabaretiers, hôteliers, loueurs, boulangers, parfumeurs et autres marchands, désignés sous le nom générique de *meretrices*, c'est-à-dire tous ceux qui spéculaient sur ce honteux trafic du corps humain. Car la turpitude, disait la loi, n'est pas abolie par l'intermission.

Par une contradiction avec l'esprit de la loi romaine tous les *meretrices*, qui étaient privés de leurs droits civils, étaient cependant soumis à l'impôt proportionnel envers la ville ; ils avaient à payer le *vectigal* ou le *meretricium*.

Ce fut Caligula qui eut l'idée de frapper d'un impôt la débauche publique, comme cela se pratiquait en Grèce, sans l'affermer cependant. Alexandre Sévère, trouvant que cet argent ne sentait pas bon, ne consentit à le recevoir que sous le nom de taxe affectée à l'entretien des édifices publiques. L'histoire ne nous dit pas si le budget des monuments publics vint s'ajouter à la liste civile de cet empereur. Cela aurait été un précédent très remarquable de ce que les financiers politiques appellent virement. Théodose et Valentinien l'abolirent complètement, mais leurs successeurs le rétablirent sans vergogne. Anastase, enfin, le fit disparaître pour toujours.

Une autre loi relative à la prostitution défendait aux citoyens d'épouser des esclaves affranchies par les *lenones*, interdisait aux filles publiques de se marier, et aux sénateurs d'épouser des filles de *lenones*.

Des règlements de police imposaient à toutes les prostituées un costume particulier. A la place de la stole pudique des matrones, qui tombait jusqu'aux pieds, elles ne devaient porter qu'une tunique courte et une toge ouverte par devant, ce qui leur fit donner le surnom de *togatæ*. A une certaine époque, elles empruntèrent aux courtisanes asiatiques les robes de soie transparente, *sericæ vestes*, qui permettaient de

(2) De ritu nuptiar. Lib. XXII, tit 2.

voir toutes les parties du corps dans toute leur nudité. Les matrones, sous l'Empire, adoptèrent cette mode et prirent à leur tour cette livrée d'infamie, qui a tant indigné Sénèque. « Nous faisions venir à grands frais, disait-il, ces étoffes des pays les plus éloignés pour que nos femmes, n'aient rien de plus à montrer en secret à leurs amants. » Les bandelettes blanches, *vittæ tenes*, qui retenaient les cheveux des jeunes filles et des honnêtes femmes leur étaient interdites. Elles devaient se coiffer d'une perruque blonde ou se faire teindre les cheveux en jaune, qu'elles cachaient dans la rue sous un capuce, *palliolum*. Au cirque ou au théâtre, dans les réunions publiques elles avaient une coiffure spéciale : la mitre, le nymbe ou la tiare, à leur choix, avec des fleurs et quelquefois une parure d'or ou de pierreries. La mitre moins coupée que celle de nos prélats, était également ornée de deux pendants qu'elles ramenaient sur les joues.. Enfin, elles devaient avoir les pieds chaussés de sandales. Les brodequins étaient réservés aux matrones.

Par un arrêté de Domitien, il leur fut défendu de se promener dans les rues en litière. (1) Car ce véhicule, réservé, dès son apparition, aux matrones enceintes, devint bientôt, pour les grandes courtisanes, une sorte d'alcove ambulante, portée par huit esclaves, où elles faisaient monter leurs amants de passage auxquels elles se livraient, après avoir tiré les rideaux. Quand elles étaient seules, *in patente sella*, elles se montraient dans les promenades publiques, étalées horizontalement sur leurs coussins, cherchant à attirer les regards des hommes et à provoquer leurs désirs. Après Domitien, elles reprirent l'usage de la litière et les femmes mariées en firent autant, ce qui fit dire à Sénèque : « Alors les matrones romaines se couchaient dans leurs voitures comme pour se mettre à l'encan. »

(1) Cet arrêt de Domitien, relatif aux prostituées, comme ceux d'Auguste et de Tibère, n'était qu'un acte d'hypocrisie. Ces monstres couronnés se paraient, en montant sur le trône, des dehors de la vertu et affectaient le plus grand zèle pour la pureté des mœurs, tout en donnant l'exemple des plus sales excès. Mais, comme le dit Sabatier, que peuvent les lois dans l'intérêt des mœurs, quand les mœurs sont ouvertement outragées par ceux-là même qui font les lois?

LA PROSTITUTION MASCULINE

§ I. Corruption des Césars.

Nous avons successivement passé en revue tous les genres de prostitution à Rome, la prostitution hospitalière et religieuse; la prostitution légale pratiquée par les filles publiques, louves et grandes courtisanes, matrones et filles libres. Nous avons à faire connaître maintenant la prostitution des hommes, qui était aussi répandue que celle des femmes, non seulement dans la plèbe, parmi les affranchis et les esclaves, mais aussi dans les classes supérieures, chez les empereurs, les sénateurs et les chevaliers, dont les vices et les corruptions étonneront éternellement les nations civilisées. Voici des faits :

César. — Ce n'était pas assez pour lui d'avoir séduit Posthumia, femme de Servius Sulpicius, Lollia, femme d'Aulus Gabinius, Tertulla, femme de Marcus Crassus, Marcia, femme de Cneius Pompée, Servilie et sa fille Tertia (1). Après tous les adultères dans lesquels il avait entraîné les matrones romaines, après ses amours pour la reine Eunoé de Mauritanie et pour Cléopâtre, il fallait encore qu'il se prostituât lui-même aux hommes. Celui qui eut sa virginité fut Nicomède, roi de Bithynie. Cicéron l'affirme dans ses lettres. Dolabella le lui reprochait à la tribune du Sénat et l'appelait la *concubine d'un roi*; Curion le traitait de *lupanar de Nicomède* et de *prostituée bithynienne*. Un jour qu'il eut

(1) Suétone, cap. 4. Les douze Césars.

l'impudence de parler en faveur de Nysa, la fille de son amant, Cicéron l'interrompit avec un geste de dégoût : « Passons, je te prie, sur tout cela; on sait trop ce que tu as reçu de Nicomède, et ce que tu as donné pour cela. »

Octavius désignait César sous le titre de *reine* et Pompée sous celui de *roi*. Après la conquête des Gaules, César montant au Capitole entendit ses soldats chanter autour de son char de triomphe : « César a soumis les Gaules, Nicomède a soumis César. Voici que César triomphe aujourd'hui pour avoir soumis les Gaules; Nicomède ne triomphe pourtant pas, lui qui a soumis César. »

Un jour qu'il s'emportait jusqu'à dire qu'il marcherait sur la tête de ses concitoyens, on lui répondit que cela *serait difficile à une femme*. Et il se contenta de répliquer que Sémiramis avait régné dans l'Assyrie, et les Amazones dans une grande partie de l'Asie. *Suétone*. Tel fut César, « le mari de toutes les femmes et la femme de tous les maris. »

OCTAVE. — Suétone a dit de lui (1) : « Sa réputation fut flétrie dès sa jeunesse par plus d'un opprobre. » Marc-Antoine lui reprocha « d'avoir acheté, au prix de son déshonneur, l'adoption de son oncle. » Lucius, frère de Marc-Antoine, a dit qu'Octave, « après avoir livré la fleur de son innocence à César, la vendit une seconde fois en Espagne à Hirtius pour 300,000 sesterces. Lucius ajoutait « qu'Octave avait coutume de se brûler le poil des jambes, afin que ce poil repoussât plus doux. » Sextus Pompée le traita d'*efféminé*, et on sait ce que signifiait ce mot à Rome.

Tout le peuple lui appliqua un jour avec acclamation un vers prononcé sur le théâtre, en parlant d'un prêtre de Cybèle qui jouait du psaltérion. Ce vers, pris dans un sens équivoque, pouvait signifier : Voyez ce cinæde gouverner l'univers. *Vides ut cinædus orbem digito temperet.*

Octave ne fut pas seulement un *cinæde*, il était atteint de la même fureur érotique que son oncle pour les femmes mariées et principalement pour les vierges, *ad vitiandas vir-*

(1) Suétone. Vie des douze Césars. Cap. LXVIII et suivants.

gines promtior. Suétone l'affirme en ces termes : « Ses amis ne s'occupaient qu'à lui chercher des femmes mariées et des filles nubiles, qu'il faisait mettre nues devant lui pour les examiner comme des esclaves en vente au marché de Toranius. » C'est ainsi, dit Dufour, que ces tristes objets de la luxure impériale devaient, avant d'être choisis et approuvés, remplir certaines conditions requises par les caprices d'Auguste, qui se montrait curieux des plus secrets détails de leur beauté. C'est ainsi que les commentateurs ont interprété ces mots : *conditiones quæsitas*, que l'historien a laissés, en quelque sorte, sous un voile transparent.

Autre épisode de son immoralité et de son despotisme, rapporté par Suétone et Marc Antoine : « Au milieu d'un festin, Octave fit passer, de la salle à manger dans une chambre voisine, la femme d'un consulaire, quoique le mari de celle-ci fût au nombre des invités ; et, lorsqu'elle revint avec Octave, après avoir donné aux convives le temps d'avoir vidé plus d'une coupe à la gloire de César, la dame avait les oreilles rouges et les cheveux en désordre. Le mari seul n'y prit pas garde. » Suétone ajoute dans le chapitre suivant : « On parla aussi beaucoup d'un repas secret qu'on appelait *le repas des douze divinités*, dans lequel les convives étaient habillés en dieux et en déesses, et où lui-même représentait Apollon ». Antoine, dans plusieurs lettres très violentes contre l'empereur, n'a pas hésité à nommer ceux qui étaient de ce fameux festin, sur lequel un anonyme a fait ces vers :

Lorsque parmi les cris, le scandale et l'outrage,
Profanant d'Apollon l'auguste et sainte image,
César et ses amis, par de coupables jeux,
Retraçaient les plaisirs et les crimes des dieux,
Tous ces dieux protecteurs de Rome et de l'Italie,
Détournèrent les yeux de cette scène impie,
Et le grand Jupiter descendit en courroux
Du trône où Romulus le plaça parmi nous.

Voilà Octave-Auguste, l'auteur hypocrite de la loi sur l'adultère, et l'amant incestueux de sa fille Julie.

TIBÈRE. — Suétone a raconté la corruption de ses mœurs (1) : « Il établit une nouvelle magistrature qu'on pouvait appeler l'*Intendance des Voluptés,* et qu'il confia à Casonius Priscus, chevalier romain. *Novum officium instituit, a voluptatibus, præposito equito romano Tito Cæsonio Prisco.*

» Il avait, dans sa retraite de Caprée, des réduits destinés pour ses débauches les plus secrètes ; c'est là que des jeunes filles et des jeunes garçons, imaginant des plaisirs monstrueux, qu'il appelait *spintria,* formaient entre eux une triple chaîne ; et, ainsi entrelacés, se prostituaient devant lui, pour ranimer par ce spectacle les désirs éteints d'un vieillard. Il avait plusieurs chambres décorées des peintures les plus lascives où l'on voyait les livres d'Eléphantis (2), afin qu'on trouve de tous côtés des leçons et des modèles de jouissance, *ne cui in opera edenda exemplar imperatœ schemœ deesset.*

» Il poussa, dit-on, la turpitude encore plus loin, et même à un point qu'il est aussi difficile de croire que de rapporter. On prétend qu'il accoutumait de petits enfants, qu'il appelait ses petits poissons, à jouer entre ses jambes quand il était dans le bain, à le mordre et à le téter, genre de plaisir analogue à son âge et à ses inclinaisons.

» On rapporte aussi que, dans un sacrifice, épris tout à coup de la beauté de celui qui présentait de l'encens, il attendit à peine que la cérémonie fût achevée pour faire violence à ce jeune homme ainsi qu'à son frère qui jouait de la flûte ; et qu'ensuite il leur fit casser les jambes parce qu'ils se reprochaient réciproquement leur infamie. Il fit périr Mallonia qui l'avait traité à haute voix de vieillard impur et dégoûtant, *obscenitate oris hirsuto atque olido seni clare exprobata.* » Aussi, dans les *Atellanes* (3), on appliquait à Tibère, avec une acclamation universelle, la peinture obscène d'un vieux bouc léchant une chèvre, *hircum vetulum capris naturam ligurite.* L'histoire a flétri Pomponius Flaccus, Sestius Gal-

(1) Cap. XLIII, XLIV et XLV.

(2) L'Aloïsia de l'Antiquité. Il ne nous est rien resté d'elle, mais elle est citée dans Martial et dans le *Priapeia.*

(3) Poésies satyriques et licencieuses qui se jouaient à Atella.

lus et d'autres avec lesquels il se prostituait dans les nuits d'orgie, où ils se faisaient servir par des jeunes filles nues. *Nudis puellis ministrantibus.*

CALIGULA. Il eut, dit Suétone, un commerce criminel et suivi avec toutes ses sœurs, qu'il prostituait ensuite à ses *mignons*. Il fut aussi infâme dans ses mariages que dans ses divorces. Il fut corrompu et corrupteur. Il aima d'un amour infâme Marcus Lépidus, Mnester le mime et quelques otages. Et Valérius Catulus, jeune homme d'une famille consulaire, lui reprocha d'avoir abusé de sa jeunesse jusqu'à lui fatiguer les flancs. *Valerius Catullus consulari familia juvenis stupratum a se, ac latera sibi contubernio ejus defessa etiam vociferatus est.* Sans parler de ses incestes avec ses sœurs et de sa passion pour la courtisane Pyrallide, il ne respecta aucune des femmes les plus distinguées. Il les invitait à souper avec leurs maris et les faisait passer en revue devant lui, les examinant avec l'attention et la recherche d'un marchand d'esclaves, et même leur relevant le menton avec la main si la honte leur faisait baisser la tête. Il menait dans une chambre voisine celle qui lui plaisait ; et, rentrant avec les traces de la débauche encore toutes récentes, il louait ou blâmait tout haut les charmes et les défauts qu'il avait eu l'occasion de constater.

Il mangeait et couchait dans une écurie avec les cochers verts. A l'un d'eux nommé Cythicus, après un festin, il donna deux millions de sesterces pour récompenser ses complaisances.

Il transforma son palais en lupanar et maison de jeu, où il attirait la haute aristocratie romaine pour lui voler son argent et l'associer à ses sales débauches.

C'est à lui qu'on doit le *Vectigal* de la prostitution, impôt du huitième des gains journaliers (*ex capturis*), que devaient payer chaque femme publique et tout individu qui tirait bénéfice de la débauche publique.

CLAUDE. Imbécile époux de Massaline, qui se prostituait aux muletiers de Subure, il eut au moins cette supériorité sur ses prédécesseurs de ne point se prostituer aux histrions et de limiter ses passions aux excès purement physiologiques. Suétone s'est attaché à lui rendre justice à cet égard dans ce passage de son histoire : « *Libidinis in feminas profusissimæ, marium omnino expers.* » Il porta l'amour des femmes jusqu'à l'excès, mais il n'eut aucun commerce avec les hommes. Cette exception était à mentionner.

NÉRON. — Domitius, son père, répondit à ses amis qui le félicitaient de la naissance de son fils ; « d'Agrippine et de moi il ne peut naître qu'un monstre, un fléau de l'humanité, *Domiti negantis quidquam ex se et Agrippina nisi detestabile et malo publico nasci potuisse.* Le présage était juste, laissons la parole à Suétone, l'historien des Césars : « Sans parler du commerce infâme avec les hommes libres et de ses amours adultères, il viola une vestale, nommée Rubria. Il fit eunuque un jeune garçon nommé Sporus, et l'épousa avec l'appareil le plus solennel. « *Puerum Sporum, exsectis testibus, etiam in muliebrem naturam transfigurare conatus est : cum dote et flammeo per solemni nuptiarum celeberrimo officio deductum ad se pro uxore habuit.* » (1) Il fit habiller ce Sporus comme une impératrice, et l'accompagna en litière dans les assemblées et les marchés de la Grèce, et dans les différents quartiers de Rome, lui donnant de temps en temps des baisers, *identidem exosculans.* Il est avéré qu'il voulut faire de sa mère sa maîtresse et que les ennemis d'Agrippine l'en détournèrent, de peur que cette femme impérieuse et violente n'abusât de ce nouveau genre de faveur. Il plaça parmi ses concubines une courtisane qui ressemblait beaucoup à Agrippine, et on assure même que toutes les fois qu'il alla en litière avec sa mère, on aperçut sur ses habits des traces de pollution, *libidinatum inceste ac maculis vestis proditum affirmant.*

Il se prostituait de manière qu'il n'y avait pas un de ses membres qui ne fût souillé. *Suam quidem pudicitiam usque*

(1) Suétone, *Vie de Néron*, cap. XXVIII.

adeo prostituit, ut contaminatis pene omnibus membris. Il imagina comme une nouvelle espèce de jeu, de se couvrir d'une peau de bête, et de s'élancer d'une loge sur des hommes et des femmes liés à des poteaux et livrés en proie à ses désirs; et quand il les avait satisfaits, *il servait de proie lui-même* à son affranchi Doryphore qu'il épousa ainsi que Sporus. *Conficeretur a Doryphoro liberto, cui etiam, sicut ipsi Sporus, ita ipse denupsit.* Il contrefit même avec lui les cris que la douleur arrache à la virginité ravie. *Voces quoque et ejulatus vimpatientium virginum imitatus.* Je tiens de plusieurs témoins, ajoute Suétone, qu'il était persuadé qu'aucun homme n'est chaste dans aucune partie de son corps, mais que la plupart savaient dissimuler leur vice : Aussi pardonnait-il tout à ceux qui avouaient leur impureté.

Il n'y eut aucune espèce de liens qui pût garantir de ses attentats. Il viola le jeune Aulus Plautius avant de l'envoyer au supplice. Il fut un des agents les plus actifs de la corruption romaine et de la prostitution matronale. Il méprisait tous les cultes, excepté celui d'Isis, déesse de Syrie.....

L'histoire a flétri justement l'empereur *Nero Claudius Ænobarbus* !

Galba. — La pédérastie était un de ses vices. Mais il préférait la maturité robuste à la jeunesse délicate. *Libidinis in mares pronior, et eos nonnisi praeduros, exoletosque. Suétone.*

Lorsqu'en Espagne, Icélus, l'un de ses anciens *mignons*, vint lui annoncer la mort de Néron, non seulement il l'embrassa indécemment devant tout le monde, mais il le tira à part pour le faire épiler et rentrer dans ses précédentes fonctions.

Othon. Vitellius. — Après Othon, qui célébra publiquement les mystères d'Isis, pendant les courtes années de son règne, vint Vitellius. Il passa son enfance et sa première jeunesse à Caprée, servant aux plaisirs de Tibère, ce qui fut la cause première de l'élévation de son père : il en conserva le surnom de *Spintria*, nom inventé par Tibère pour exprimer les plus monstrueuses débauches.

Son règne fut celui des histrions, des cochers et surtout d'Asiaticus l'affranchi. Il avait été attaché à Vitellius dès sa première jeunesse par un commerce de prostitution mutuelle. *Hunc adolescentulem mutua libidine constupratum.* Mais il le quitta un jour par dégoût. Vitellius le retrouva à Pouzolles, le mit dans les fers, puis le délivra et se reprit d'inclination pour lui. Devenu empereur, il lui remit publiquement à table l'anneau d'or des chevaliers.

Commode. Il fut aussi licencieux, aussi infâme que Caligula et Néron. L'historien Lampride a écrit sur lui qu'il « fut impudique, méchant, cruel, libidineux, et qu'il souilla même sa bouche. *Turpis, improbus, crudelis, libidinosus, ore quoque pollutus, constupratus fuit.* » Il fit du palais un lieu de débauche ; il y attira les femmes les plus belles et les plus jeunes, comme des esclaves attachées au lupanar, pour les faire servir à ses plus impurs caprices. *Popinas et ganeas in palatinis semper ædibus fecit ; mulierculas formae scitioris, ut prostibula mancipia lupanarium, ad ludibrium pudicitiae contraxit.* Il vivait avec les histrions et les filles publiques ; il fréquentait les maisons de prostitution ; et, déguisé en eunuque, il allait dans les cellules pour y porter de l'eau et des rafraîchissements.

Sur le char dans lequel il fit son entrée à Rome, il avait près de lui son giton favori, l'ignoble Antérus, auquel il prodiguait les plus immondes caresses. Avec lui, il avait coutume de passer une partie de ses nuits dans les bouges de Rome dont il ne sortait que lorsqu'il était ivre.

Il logeait dans son palais plusieurs centaines de femmes prises parmi les matrones ou les prostituées. Il avait un nombre égal de cinædes, choisis dans les différentes classes de la société, qui étaient affectés à ses impurs caprices. Des hommes et des femmes étaient chaque jour conviés à sa table et à ses impériales orgies. Tantôt il ordonnait à toutes ses concubines de se livrer entre elles aux assauts du saphisme le plus obscène, tantôt il se donnait le spectacle d'une prostitution générale entre les deux sexes, s'élançant l'un contre l'autre pour outrager les lois naturelles. *Ipsas concubinas suas sub oculis suis stuprari jubebat ; nec irruentium in se juvenum carebat infamia, omni parte corporis atque ore in sexum utrumque pollutus.* Il souilla tous ceux qui l'approchaient et se fit polluer ensuite par eux, *omne genus hominum infamavit, quod erat secum et ab omnibus est infamatus.* Il se prostituait de préférence à un affranchi appelé par lui *Onon*, en raison de certaines particularités physiques de cet individu, qui rappelaient l'âne.

Avant d'en arriver à se prostituer à tous ses vils favoris, il avait violé ses sœurs, ses parents, et regretté de ne pouvoir commettre l'inceste avec sa mère.

D'après Hérodien, Commode ne put supporter longtemps cette vie de débauche dans laquelle il contracta une maladie qui avait pour symptômes de *grosses tumeurs dans les aines* et de nombreuses *rougeurs sur le visage et les yeux.*

HÉLIOGABALE. Ce fut l'incarnation du vice et de la folie satyriasique. Il s'habillait en femme, se couvrait de bijoux et mettait sa gloire à se prostituer à tous ceux qui se présentaient à lui. Il était le digne fils de la courtisane Sémiamire et de Caracalla. Il faisait rechercher dans tout l'empire les hommes qui réunissaient les avantages physiques les plus favorables à ses voluptés de courtisane. Aux jeux du cirque, il ne cherchait qu'à voir les gladiateurs les plus robustes pour en faire ses compagnons d'infamie. C'est là qu'il aperçut plusieurs cochers qu'il associa à ses sales débauches, entre autres Hiéroclès pour lequel il avait une telle passion qu'il lui donnait publiquement les plus dégoûtantes caresses. *Hieroclem vero sic amavit ut eidem oscularetur inguina.*

Pour pouvoir tout à son aise faire le choix de ses amants, d'après les qualités qu'il recherchait, *ut ex eo conditiones bene vasatorum hominum colligeret,* il fit construire dans son palais des bains publics dans lesquels il se baignait avec toute la populace de Rome. C'est dans le même but qu'il parcourait journellement les maisons publiques, les bords du Tibre et les carrefours. Et il élevait aux plus hautes dignités de l'Empire ceux qui possédaient les attributs virils les plus énormes. *Commendabos sibi pudibilium enormitate membrorum.*

Un jour, il rencontra un esclave, qui avait une taille de géant et des formes athlétiques. Il le fit enlever tout couvert de sueur et de poussière, puis l'installa dans sa chambre à coucher. Et, le lendemain, il l'épousa solennellement. Voici, d'ailleurs, la traduction de l'historien don Cassius, faite par M. le président Cousin : « Il se faisait maltraiter par *son mari,* dire des injures et battre avec une si grande violence qu'il avait quelquefois au visage des marques des coups qu'il avait reçus. Il ne l'aimait pas d'une ardeur faible et passagère, mais d'une passion forte et constante, tellement, qu'au lieu de se fâcher des mauvais traitements qu'il recevait de lui, il l'en chérissait plus tendrement. Il l'eût fait déclarer César, si sa mère et son aïeule ne s'étaient pas opposées à cet acte de démence impudique. »

Cet esclave ne fut pas le seul amant préféré de l'empereur. Il eut pour rival le cuisinier Aurélius Zoticus qu'Héliogabale fit chambellan, sans le connaître, sur le récit qu'on lui fit de ses avantages corporels. « Dès qu'Héliogabale le vit entrer au palais, dit don Cassius, il accourut à lui avec beaucoup de rougeur sur le visage, et Zoticus, en le saluant, l'ayant appelé seigneur et empereur, selon la coutume, il lui répondit, en tournant la tête d'un air plein de mollesse, comme une femme, et, en jetant sur lui des regards lascifs : « Ne m'appelez pas seigneur, puisque je suis une dame ! » Il l'emmena au bain à l'heure même avec lui, et l'ayant trouvé tel qu'on le lui avait présenté, il soupa entre ses bras comme sa maîtresse. »

Nous aurions bien des choses encore à raconter sur cet impur grand-prêtre du Soleil, sur ses relations avec les prêtres de Cybèle et les représentants de la prostitution féminine et masculine, mais toute cette fange impériale nous donne le haut-le-cœur, et nous arrêtons là l'histoire de la corruption des Césars et autres tyrans de la Rome antique, laissant à d'autres le soin de dire à quel degré d'avilissement un peuple est tombé, pour se donner de tels maîtres !

Cependant, de cette esquisse historique sur les monstruosités des empereurs romains, il y a plusieurs conclusions à tirer : c'est d'abord l'influence des mœurs des souverains sur celles de leurs peuples, l'action pernicieuse du libertinage de l'aristocratie sur les couches sociales inférieures, l'exemple contagieux que la prostitution des cours exerce fatalement dans tous les rangs de la société. Le savant Barthelémy a exprimé cette pensée dans l'*Introduction du voyage de la Grèce*, où il dit : « Plus ceux qui sont à la tête du gouvernement tombent de haut, plus ils font une impression profonde. La corruption des derniers citoyens est facilement réprimée et ne s'étend que dans l'obscurité, car la corruption ne remonte jamais d'une classe à l'autre ; mais quand elle ose s'emparer des lieux où réside le pouvoir, elle se précipite de là avec plus de force que les lois elles-mêmes : aussi n'a-t-on pas craint d'avancer que les mœurs d'une nation dépendent uniquement de celles du souverain. » (1)

C'est pour cette raison qu'à toutes les époques et chez toutes les nations le pouvoir absolu a toujours été un exemple de dépravation morale et une des causes efficientes de la prostitution. Et il ne saurait en être autrement, quand on remet aux mains d'un homme, élevé dans l'adulation, la puissance souveraine qui lui permet de dispenser, au gré de ses caprices, les faveurs, les distinctions et les richesses, quand autour du trône et de l'alcôve des princes, on laisse approcher les *nobles courtisanes*, instruments dociles de l'ambition des nobles courtisans.

Ces satyres sanguinaires, dangereux à tous les points de vue, n'ont pas toujours été considérés par les philosophes, comme complètement responsables de leurs crimes. Ils appartiennent, jusqu'à un certain point, il est vrai, à la psychologie morbide ; à la clientèle du savant Moreau de Tours, c'est-à-dire à la mé-

(1) Anarcharsis, p. 272.

decine légale. Comme beaucoup d'autres princes et princesse comme le maréchal Gilles de Retz, comme le fameux marquis de Sades, ils étaient certainement atteints de *perversio sexuelle morbide, à forme sanguinaire*, à laquelle M. Bal reconnaît comme caractères fondamentaux : une fureu sexuelle impossible à satisfaire, dont la dérivation se tradui par la férocité (1) ; — l'indifférence qu'apportent les coupable à cacher et à nier leurs actions monstrueuses ; — la présenc presque constante à l'autopsie de lésions matérielles, localisées dans certains points particuliers des centres nerveux.

Comment, en effet, interpréter autrement que par une sorte de folie impulsive, comme une inversion de l'instinct sexuel, les atrocités de ces hommes qui, à différentes époques de l'histoire, ont été les représentants des aberrations génésiques des peuples ? Les monstruosités de Gilles de Laval, sire de Retz, sont un frappant exemple de cette manie priapique et sanguinaire vers le milieu du xve siècle. Ce haut et puissant seigneur de la féodalité, de retour, après la campagne de France, à son château de Machecoul, en Bretagne, sacrifia, en l'espace de quelques années, plus de huit cents enfants à ses passions contre nature. Il fut, pour ces faits, traduit devant la haute Cour de Bretagne. Il avoua ses crimes et écrivit à Charles VII une lettre où il raconte son histoire. Cette lettre est une véritable observation clinique et mérite d'être rapportée.

« Je ne sais, dit-il, mais j'ai de moi-même et de ma propre

(1) De pareilles tendances peuvent aller jusqu'au cannibalisme et à l'anthropophagie. Un auteur allemand cite le fait d'un homme qui avait eu la moitié de la poitrine mangée par une femme lascive.

Un berger, du nom d'André Pichel, passa aux assises criminelles de l'Allemagne pour avoir violé, tué et coupé en morceaux des petites filles. Il raconta lui-même à l'audience comment il s'y prenait et il ajouta qu'il éprouvait parfois le désir violent d'arracher un morceau de chair et de manger.

Un vigneron, âgé de vingt-quatre ans, quitta brusquement ses parents sous prétexte de chercher une place. Après avoir erré pendant huit jours dans les bois, il rencontra une petite fille qu'il viola, tua, et non content d'avoir horriblement mutilé ses parties sexuelles, il déchira la poitrine et mangea le cœur. Esquirol, qui a fait l'autopsie de cet homme, a trouvé des adhérences de la pie-mère aux circonvolutions cérébrales déterminant une sorte d'altération, d'inflammation cérébrale. Il existe d'autres observations de méningite dans des cas semblables.

tête, sans conseil d'autrui, pris ces imaginations d'agir ainsi, seulement par plaisance et déclaration de luxure ; de fait j'y trouvai incomparable jouissance, sans doute par l'instigation du diable. Il y a huit ans que cette idée diabolique me vint... Or, étant d'aventure en la librairie du château, je trouvai un livre latin de la vie et des mœurs des Césars de Rome, par un savant historien qui a nom Suétonius. Le dict livre était orné d'images fort bien peintes, auxquelles se voyaient les déportements de ces empereurs païens, et je lis en cette belle histoire comment Tibérius, Caracalla et autres Césars s'esbattaient avec des enfants et prenaient plaisir à les martyriser. Sur quoi je voulus imiter lesdits Césars, et le mesme soir, je commençais à le faire en suivant les images de la leçon et du livre. » Il avoua avoir abusé des enfants « pour son ardeur et délectation de luxure, et les avoir fait tuer par ses gens, soit en leur coupant la gorge avec dagues et couteaux, en séparant la teste de leur corps, ou leur rompant les testes à coups de bâton ou autres choses ; et aucune fois leur enlevait ou leur faisait enlever les membres pour en avoir les entrailles, les faisait attacher à un croc de fer pour les étrangler et les faire languir ; comme ils languissaient à mourir, avait habitation d'eux, et aucune fois, après qu'ils étaient morts, prenait plaisir et délectation à voir les plus belles testes des dicts enfants, lesquels, en après, étaient ars. » Il continue plus loin : « Quant à ceux occis à..., on les bruslait en ma chambre, sauf quelques belles testes que je gardais comme reliques. Or, je ne saurais dire au juste combien furent ainsi tués et ars, sinon qu'ils furent bien au nombre de six vingts par an. « Souventes fois je me lamente et reproche d'avoir laissé votre service, mon très vénéré sire, il y a six ans, car en y persévérant je n'eusse point tant forfait ; mais je dois néanmoins confesser que je fus induit à me retirer en mes terres de Rays par certaine furieuse passion et convoitise que je sentais envers votre propre dauphin, tellement que je faillis l'occire un jour, comme j'ai depuis occis nombre de petits enfants par secrète tentation du diable. Donc, je vous en conjure, très redouté sire, de ne pas abandonner en ce péril votre très humble chambellan et maréchal de France, lequel ne veut avoir la vie sauve que pour une belle expiation de ses méfaits, selon la règle des Carmes. »

Malgré cela, il fut condamné et brûlé à Nantes en 1440. Peut-être hésiterait-on aujourd'hui à exécuter un pareil monstre, et le considérerait-on comme en partie irresponsable. La médecine légale et la psychologie morbide tendent de plus en plus à réclamer les débauchés, les corrompus et les prostitués comme des sujets appartenant à leur juridiction. Malheureusement ils échappent à la loi quand ils sont sur le trône.

§ II. La Pédérastie légale

Les Etrusques, les Samnites et les Messapiens, ainsi que les premiers habitants de la grande Grèce connurent les premiers le vice de la pédérastie et le communiquèrent aux Romains. Il ne faut donc pas s'étonner, après les orgies ignominieuses des empereurs, si l'on vit des hommes et des enfants des classes inférieures se livrer à la prostitution, et se soumettre passivement aux passions brutales des autres hommes. On trouva bientôt dans les maisons de débauche autant de cellules réservées aux jeunes garçons qu'il y en avait pour les filles. La loi accordait à la pédérastie et aux rapports contre nature la même tolérance qu'aux vénales amours des courtisanes. Elle percevait l'impôt de la prostitution des hommes comme celui de la prostitution des femmes. La seule restriction imposée était de respecter les hommes libres, les ingénus (1),

(1) Un certain Papirius fut condamné pour acte de pédérastie envers un *ingénu* du nom de Publius. Et ce même Publius fut plus tard condamné pour un acte analogue envers un autre *ingénu*.

mais ceux-ci pouvaient à leur gré sodomiser les esclaves, les hommes et les enfants qui n'étaient pas considérés comme citoyens. Ainsi le voulait la loi *Scantinia*, qui fut édictée à propos d'une tentative de viol commise par Caius Scantinius contre le fils d'un patricien du nom de Metellus. Cette loi laissait donc toute liberté aux attentats des citoyens sur les malheureux ilotes de la civilisation romaine, à ce point que certaines familles aristocratiques donnaient à leurs fils un petit esclave, *concubinus*, sur lequel ils exerçaient leurs passions naissantes. L'*Epithalame de Julie et de Mallius*, de Catulle (2), en donne un exemple remarquable qui montre avec quelle morgue et quelle dépravation de mœurs, les familles patriciennes traitaient les populations conquises, les affranchis et tous les misérables qui subissaient leur autorité. La langue latine avait adopté l'expression de *pueri meritorii* pour désigner les enfants condamnés à la prostitution masculine ; puis, à un certain âge, ceux-ci se nommaient *pathici*, *ephebi*, *gemelli*. Dressés dès l'enfance au triste métier pour lequel ils semblaient être nés, ils savaient s'épiler, se parfumer, boucler leurs longs cheveux et donner à leur tournure une apparence féminine. Les danseuses, les histrions, les mimes se recrutaient parmi eux, et devenaient alors des *cinœdi* qu'on faisait en grande partie châtrer.

La castration était pratiquée soit par les barbiers, *tonsores*, soit par les marchands d'eunuques, *mangones*. Tantôt c'était dès l'enfance que l'on faisait l'opération : *ab ubere raptus puer*, a dit Claudius, et dans le même sens, Martial, dans ces vers :

Rapitur castrandus ab ipso
Ubere ; suscipiunt matris post viscera pœnæ.

Tantôt la castration se faisait seulement à un âge avancé, *ut mentulatiores essent*, pour offrir aux dames romaines,

Morgus, tribun militaire, fut également condamné pour n'avoir pas respecté un officier de sa légion.
Le centurion Cornelius fut passé par les armes pour avoir violé un citoyen de sa compagnie.

(2) Dupouy, *Médecine et mœurs de la Rome antique*, d'après les poètes latins

suivant l'expression de saint Jérôme : *securas libidinationes.* Juvénal l'a dit très clairement d'ailleurs dans sa satire sur les femmes. Et il a fait, de plus, remarquer dans une autre que « ce ne fut jamais l'enfant difforme que le fer cruel d'un tyran priva des sources de la vie. Car jamais Néron, parmi les jeunes patriciens qu'il convoitait, n'enleva ni le boiteux, ni le scrofuleux, ni le bossu. »

Nullus ephebum
Deformem sœva castravit, in arce tyrannus,
Nec prœtextatum rapuit Nero loripedem, nec
Strumosum atque utero pariter gibboque tumentem.

Mais cette espèce d'eunuques ne servait pas seulement aux femmes : ils avaient aussi des attraits pour les maris pédérastes *pœdicones*, d'où le proverbe :

Inter fœminas viri et inter viros fœminæ.

« Au reste, dit Dufour, pour bien comprendre l'incroyable habitude de ces horreurs chez les Romains, il faut se représenter qu'ils demandaient au sexe masculin toutes les jouissances que pouvait leur donner le sexe féminin, et quelques autres plus extraordinaires encore que ce sexe, destiné à l'amour par la loi de nature, eût été fort en peine de leur procurer. Chaque citoyen, fût-ce le plus recommandable par son caractère et le plus élevé par sa position sociale, avait donc dans sa maison un sérail de jeunes esclaves, sous les yeux de ses parents, de sa femme et de ses enfants. Rome, d'ailleurs, était remplie de gitons qui se louaient de même que les filles publiques ; de maisons consacrées à ce genre de prostitution, et de proxénètes, qui ne faisaient pas d'autre métier que d'affermer à leur profit les hideuses complaisances d'une foule d'esclaves et d'affranchis. »

Dans un chapitre du *Satyricon*, l'auteur latin (1) nous fait assister à une scène de mœurs, qui est un des documents les plus intéressants de l'histoire de la prostitution. En parlant de « ce vieillard vénérable » qu'il rencontre la nuit, perdu dans les rues de Rome, Ascylte ajoute : A peine arrivé, cet

(1) Petrone Satyricon cap. VIII.

homme tire sa bourse d'une main, et de l'autre... l'infâme! il ose marchander mon déshonneur au poids de l'or. Déjà ce satyre me prenait d'un bras impudique ; et, sans la vigueur de ma résistance, mon cher Eucolpe, vous m'entendez !... Pendant le récit d'Ascylte, survint précisément le vieillard en question, accompagné d'une femme assez jolie. S'adressant à Ascylte : — Dans cette chambre, dit-il, le plaisir nous attend ; rassurez-vous sur le genre de combat, le choix du rôle est à votre disposition. — La jeune femme de son côté, me pressait également de consentir à le suivre. Nous nous laissâmes tenter ; et, sur les pas de nos guides, nous traversâmes plusieurs salles, théâtres lubriques des jeux de la volupté. A la fureur des combattants, on les eût crus ivres de satyrion. A notre aspect, ils redoublèrent de postures lascives pour nous engager à les imiter. Tout à coup, l'un d'eux retrousse sa robe jusqu'à la ceinture, et, se précipitant sur Ascylte, le renverse sur un lit voisin et veut lui faire violence. Je vole au secours du pauvre patient, et nos efforts réunis triomphent sans peine de ce brutal assaillant. Ascylte gagne aussitôt la porte et s'enfuit, me laissant seul en butte aux attaques de leur débauche effrénée ; mais supérieur en force et en courage, je sortis sain et sauf de ce nouvel assaut.

Tel est un des tableaux de la dépravation des mœurs romaines, tableau tracé par Pétrone, le favori de Néron, l'*Arbiter elegantiarum*, autrement dit l'intendant des plaisirs de cet empereur. Si le courtisan voluptueux, l'idole d'une cour corrompue, l'auteur léger mais véridique du *Satyricon* a pu nous donner un pareil échantillon de la fureur érotique de ses concitoyens, on peut dire que Juvénal, quoi qu'en disent certains moralistes, n'a pas dépassé les limites de la vérité dans ses immortelles satires. Et sans vouloir réhabiliter l'institution de la prostitution légale, on est en droit de se demander à quels excès ces hommes de l'Empire auraient pu sans elle se porter, pour répondre à leurs cyniques passions.

Celles-ci ne s'exerçaient pas seulement entre *cinaedes* et *pathici* ; tous les raffinements de la débauche étaient mis en usage pour satisfaire les avidités impudiques et voluptueuses des hommes et des femmes. Car, plus encore que les Grecs, ils connurent les vices des Phéniciens et des Lesbiens, l'*irrumare*, le *fellare* et le *cunnilingere*. Qu'on lise les épigrammes de Martial et de Catulle, la vie des Césars et principalement celle de Tibère, et l'on aura des témoignages historiques complets sur la question, témoignages corroborés par les peintures, gravures et sculptures, qui nous restent de la civilisation latine comme monuments figurés de la prostitution dans l'empire romain.

Aux descriptions que nous avons données dans notre travail sur la *Médecine et les mœurs de la Rome antique, d'après les poètes latins*, nous n'avons rien à ajouter. Tout ce que nous pouvons dire c'est que ces vices furent introduits en Grèce par les Phéniciens, et qu'ils vinrent de Syrie (1) en Italie, comme le dit le poète Ausone dans une de ses épigrammes, que nous ne pouvons traduire en français :

Eunus Syriscus inguinum liguritor,
Opicus magister (sic cum docet Phyllis)
Muliebre membrum quadriangulum cernit :
Triquetro coactu Δ literam ducit.
De falle femorum altrinsecus pares rugas,
Mediumque, fissi, rima qua patet, callem
Ψ dicit esse : nam trifissilis forma est.
Cui ipse linguam quum dedit suam Λ est :
Veramque in illis esse Φ notam sentit,
Quid imperite, P putos ibi scriptum
Ubi locari I convenit longum ?
Miselle doctor, tibi sit obscœno,
Tuumque nomen Θ sectilis signet.

(1) La Syrie était le foyer permanent de la lèpre et de la *lues venerea*.
Ausone, Epigramme 128.

DÉPRAVATION DES MŒURS DANS LA SOCIÉTÉ ROMAINE

La Prostitution matronale

Les témoignages des historiens qui ont écrit sur la prostitution, ont inspiré à Chateaubriand un éloquent chapitre sur les mœurs des peuples de l'Antiquité (1). Il nous a montré les Romains décernant un prix au plus impudique :

Impios infamia turpississima...,

suivant l'énergique expression de l'auteur latin (2).

Et il ajoute : « Il y avait des villes entières consacrées à la prostitution. Des inscriptions écrites à la porte des lieux de libertinage, et la multitude des simulacres obscènes trouvés à Pompéi, ont fait penser que cette ville jouissait de ce privilège. Des philosophes méditaient pourtant sur la nature de Dieu et de l'homme dans cette Sodome ; leurs livres déterrés ont moins résisté aux cendres du Vésuve que les images d'airain du musée secret de Portici. Caton le censeur louait les jeunes gens abandonnés aux vices que chantaient les poètes. Après les repas, on voyait sur les lits du festin de malheureux enfants qui attendaient les outrages. *Transeo puerorum infelicium*

(1) *Chateaubriand. Etudes historiques.*

(2) *Philo, de prœmis et pœnis.*

greges quos post transacta convivia aliæ cubiculi contumeliæ exspectant. » (1)

Un historien du IVe siècle, Ammien Marcellin (2) a peint, lui aussi, un tableau exact des mœurs romaines, qui montre à quel degré de dévergondage elles en étaient arrivées. Parlant des descendants des familles les plus illustres, il dit : « Couchés dans des hauts chars, ils suent sous le poids de leur manteau, si léger pourtant que le vent le soulève. Ils se secouent fréquemment du côté gauche pour en étaler les franges, et laisser voir leur tunique, où sont brodées diverses figures d'animaux. Etrangers, allez les voir ; ils vous accableront de caresses et de questions. Ils parcourent les rues avec leurs esclaves et leurs bouffons..... Devant ces familles oisives, marchent d'abord les cuisiniers enfumés, ensuite des esclaves avec les parasites. Le cortège est fermé avec les eunuques, vieux et jeunes, pâles, livides, affreux.

« Envoie-t-on savoir des nouvelles d'un malade? Le serviteur n'oserait rentrer au logis avant de s'être lavé de la tête aux pieds. La populace n'a d'autre abri pendant la nuit que les tavernes, ou les toiles tendues sur les théâtres : elle joue aux dés avec fureur, ou s'amuse à faire un bruit énorme avec les narines.

« Les riches vont aux bains couverts de soie, accompagnés de cinquante esclaves. A peine entrés dans la piscine, ils s'écrient : « Où sont mes serviteurs ? » S'il se trouve quelque créature jadis usée au service du public, quelque vieille qui a trafiqué de son corps, ils courent à elle, et lui prodiguent de sales caresses. Et voilà les hommes dont les ancêtres admonestaient un sénateur pour avoir donné un baiser à sa femme devant sa fille ? . . . .

« Ces illustres patrices vont-ils à une maison de campagne ou à une chasse que les autres exécutent devant eux; se font-ils transporter dans des barques peintes, par un temps un peu chaud, de Puteoles à Caïete, ils comparent leurs voyages à ceux de César et d'Alexandre. Une mouche qui se pose sur les

(1) *Senec. epist 95.*
(2) *Ammien Marcellin (Rerum gestarum libri).*

franges de leur éventail doré, un rayon de soleil qui passe à travers quelque trou de leur parasol, les désolent ; ils voudraient être nés parmi les Cimmériens.

« Cincinnatus eût perdu la gloire de la pauvreté, si, après sa dictature, il eût cultivé des champs aussi vastes que l'espace occupé par un seul des palais de ses descendants. Le peuple ne vaut pas mieux que les sénateurs ; il n'a pas de sandales aux pieds, et il se fait donner des noms retentissants ; il boit, joue, et se plonge dans la débauche : le grand cirque est son temple, sa demeure, son forum. Les plus vieux jurent, par leurs rides et leurs cheveux gris, que la République est perdue, si tel cocher ne part le premier et ne rase habilement la borne. Attirés par l'odeur des viandes, ces maîtres du monde suivent des femmes qui crient comme des paons affamés, et se glissent dans la salle à manger des patrons. »

D'après Socrate le scolastique, cité par Châteaubriand, les désordres de la police de Rome étaient extrêmes : on peut en juger par un événement arrivé sous le règne de Théodose : les empereurs avaient bâti de grands édifices où se trouvaient les moulins et les fours qui servaient à moudre la farine et à cuire le pain distribué au peuple. Plusieurs cabarets s'étaient élevés auprès de ces maisons ; des femmes publiques attiraient les passants dans ces établissements; ils n'y étaient pas aussitôt entrés qu'ils tombaient, par des trappes, dans des souterrains. Là, ils demeuraient prisonniers le reste de leur vie, contraints à tourner la meule, sans que jamais leurs parents pussent savoir ce qu'ils étaient devenus. Un soldat de Théodose, pris à ce piège s'arma de son poignard, tua ses détenteurs, et s'échappa. Théodose fit raser les édifices qui couvraient ces repaires ; il fit également disparaître les maisons de prostitution où étaient reléguées les femmes adultères.

Salvien, de son côté, déclarait qu'il n'y avait pas de châtiment que ne méritassent les Romains. « La gourmandise et l'impureté dominent partout, dit-il. La femme légitime se trouve confondue avec les concubines. Les maîtres se servent de leur autorité pour contraindre leurs esclaves à se rendre à leurs désirs (1). L'abomination règne dans ces lieux où les filles n'ont plus la liberté d'être chastes. Les villes sont remplies de lieux infâmes, et ces lieux ne sont pas moins fréquentés par les femmes de qualité que par celles d'une basse condition : elles regardent ce libertinage comme un des privilèges de leur naissance, et ne se piquent pas moins de surpasser les autres femmes en impureté qu'en noblesse. »

On en était venu à ce point de vendre, tous les jours, pour servir à la débauche, de pauvres filles qui avaient le malheur d'être de condition servile : la loi de l'esclavage facilitait ce commerce infâme qui se faisait en plein marché.

La prostitution élégante a toujours eu, en effet, pour résultat de porter la démoralisation dans la famille. Les grandes courtisanes attirent à elles les hommes mariés, et les femmes légitimes sacrifient souvent leur honneur pour disputer aux autres leurs éphémères succès. Elles tiennent à honneur de ravir à leurs rivales une part de leurs triomphes et des adulations que les hommes leur accordent. C'est dans ce but qu'on vit les matrones venir, comme les grandes *meretrices*, se montrer sur la voie sacrée. Comme celles-ci, elles voulurent avoir leurs litières, se pavaner sur de riches coussins, se faire suivre d'un cortège nombreux de serviteurs. Elles prirent leurs modes, copièrent leurs toilettes extravagantes, et, finalement, voulurent avoir aussi des amants, patriciens ou plébéiens, poètes ou manants, libres ou esclaves, hommes ou eunuques. Elles créèrent, en un mot, la *Prostitution matronale*. « Les servantes, qui escortaient le véhicule où elles se montraient dans une mise plus qu'indécente, s'écartaient, dit M. Walkenaer, à l'approche des jeunes gens efféminés, *effeminati*, dont les doigts étaient chargés de bagues, la toge toujours élégamment drapée, la chevelure peignée et parfumée, le visage bigarré par ces petites mouches, au moyen desquelles

(1) La loi de l'esclavage, en donnant aux particuliers les moyens de satisfaire la variété de leurs désirs sans sortir de leurs maisons, fut une cause très active de la prostitution, parce que les désordres domestiques finissent par éclater et infectent la société. Sabatier.

nos dames, dans le siècle dernier, cherchaient à rendre leur physionomie plus piquante. On remarquait aussi, dans ces mêmes lieux, des hommes dont la mise faisait ressortir les formes athlétiques et qui semblaient montrer avec orgueil leurs forces musculaires. Leur marche rapide et martiale offrait un contraste complet avec l'air composé, les pas lents et mesurés de ces jeunes jouvenceaux, aux cheveux soigneusement bouclés, aux joues fardées, jetant de côté et d'autre des regards lascifs. Ces deux espèces de promeneurs n'étaient le plus souvent que des gladiateurs ou des esclaves ; mais certaines femmes d'un haut rang choisissaient leurs amants dans les classes infimes, tandis que leurs jeunes et jolies suivantes se conservaient pures contre les attaques des hommes de leur condition, et ne cédaient qu'aux séductions des chevaliers et des sénateurs. »

Les histrions, les gladiateurs, les comédiens, étaient, en effet, les amants préférés des grandes dames romaines. Dans sa sixième satire, qu'il leur a consacrée, Juvénal a fait l'historique de leurs honteuses prostitutions, comme nous l'avons écrit dans notre travail sur la *Médecine et les mœurs de la Rome antique*. Perse ne leur a pas non plus ménagé ses critiques et ses épigrammes. Et Pétrone les a décrites « prenant leurs amours dans la fange, parce que leurs sens ne s'éveillent qu'à la vue d'un esclave, d'un valet à robe retroussée. D'autres raffolent, ajoute-t-il, d'un gladiateur, d'un muletier poudreux, d'un histrion qui étale ses grâces sur la scène. Ma maîtresse est de ce nombre : elle franchit les gradins du Sénat, les quatorze bancs des chevaliers, et va chercher au plus haut de l'amphithéâtre l'objet de ses feux plébéiens. »

A un moment donné, quand les mœurs asiatiques se répandirent dans la société romaine, celle-ci prit pour règle cette maxime d'Aristippe : *Vivamus dum licet esse, bene*. La vie n'avait d'autre but pour elle que le plaisir, les fêtes, les jeux du cirque, la table et la volupté. Les *comessationes*, qui avaient tant d'attraits pour elle, étaient des festins qui duraient du soir à l'aurore, des orgies, auxquelles présidaient Priape, Comus, Isis, Vénus, la *Volupia* et la *Lubentia*, et qui se terminaient dans l'ivresse, la débauche et l'épuisement de toutes les forces organiques. Le jour était consacré au sommeil et aux bruyants et impudiques ébats dans les bains publics.

Pour se rendre exactement compte des vices et des désordres du peuple romain, il faut lire les poètes satiriques et principalement le *Satyricon* de Pétrone. Celui-ci nous raconte la rivalité de deux hommes épris tous les deux du même giton, puis le viol, publiquement consommé, par ce méprisable petit personnage, sur la jeune Pannychis âgée de sept ans, déjà initiée à tous les mystères de la prostitution, les scènes d'obscénités d'une vieille enchanteresse avec un jeune homme blasé et impuissant, le festin du vieux et ignoble Trimalcion, avec tous les raffinements d'une opulence vaniteuse, d'une bestiale goinfrerie et de la luxure la plus effrénée.

Dans ce repas pantagruélique, qui n'est que la critique des orgies impériales, on assiste entre chaque service aux pantomimes dégoûtantes des acrobates, aux dialogues épicés des bouffons, aux danses voluptueuses des almées indiennes dans toute leur nudité, sous le voile diaphane qui les couvre, à toutes les contorsions lubriques des baladins, à l'embrasement érotique de tous les convives. Et pour achever le tableau, Pétrone n'oublie pas de nous présenter la maîtresse de la maison, Fortunata, la femme légitime de l'amphytrion, se livrant aux désordres de la prostitution matronale, avec Scintilla, l'épouse d'Habinnas, l'hôte de Trimalcion. Cela se passe avant le dessert, quand les fumées du vin ont chassé le dernier sentiment de pudeur des invités : « A un signal de leur maître, tous les esclaves se mirent à appeler Fortunata à trois et quatre reprises. Elle arriva enfin. Sa robe, retroussée par une ceinture vert pâle, laissait apercevoir en dessous sa tunique couleur cerise, ses jarretières en torsade d'or et ses mules ornées de broderies de même métal. Elle se plaça sur le même lit qu'occupait Scintilla qui lui en témoigna sa satisfaction. Elle l'embrassa et elles en vinrent à un tel degré d'intimité que Fortunata offrit ses bracelets à Scintilla... Cependant, les deux amies déjà étourdies par le vin, se mettent à rire entre elles, et, dans leur ivresse, se jettent au cou l'une de l'autre. Mais tandis qu'elles se tiennent ainsi étroitement embrassées, Habinnas se lève en tapinois, et saisissant Fortunata par les pieds, lui fait faire la culbute sur le lit. Ah! Ah! s'écria-t-elle, en voyant ses jupons retroussés par dessus ses genoux. Soudain elle se rajuste ; et, se jetant dans les bras de Scintilla, cache sous son mouchoir un visage que la rougeur rend encore plus indécent (1). »

Après cela, que pouvait-on faire pour clore cette nuit bachique ? se livrer aux dernières libations devant la figure en pâtisserie de Priape, et crier, en se soulevant sur le lit : *Le ciel protège l'empereur, père de la patrie* ! *Consurreximus altiùs, et Augusto, patri patriae feliciter ! diximus.*

Mais ce n'est pas tout encore. Les convives se préparent à partir, Habinnas se met à faire l'éloge d'un de ses esclaves, qui est circoncis, qui a le regard de Vénus, quoiqu'il louche un peu... Scintilla l'interrompt, lui fait une scène de jalousie et lui reproche d'avoir fait de ce scélérat d'esclave son mignon, celui qui portera un jour la marque d'infamie. A son tour, Trimalcion couvre aussi de baisers un de ses esclaves. Fortunata, réclamant alors ses droits d'épouse, accable d'injures son mari, et crie à haute voix qu'il est bien ordurier, bien infâme, de se livrer ainsi sans contrainte à ses honteux penchants. Enfin, à tous ces noms elle ajoute celui de chien! Trimalcion exaspéré de cet outrage lance une coupe à la tête de Fortunata. Celle-ci se met à crier...

Arrêtons-nous maintenant. Le tableau est complet ; nos lecteurs peuvent se prononcer sur les mœurs de l'aristocratie romaine.

Il est certain que le *Satyricon* de Pétrone n'est pas un document historique, que l'auteur n'a écrit qu'un roman, et que ses personnages appartiennent à la fiction. Mais personne ne conteste que son œuvre est une étude de mœurs, et il faut reconnaître, dans les scènes symboliques qu'il a écrites, avec un grand talent et une remarquable indépendance de carac-

(1) Satyricon cap LXVII.

tère, les nuits scandaleuses de la cour de Néron. Et cette sanglante satire avait tellement le mérite d'avoir touché juste, que le Sardanapale romain signa l'arrêt de mort de l'auteur. La satire de Pétrone n'est-elle pas d'ailleurs la description de la société romaine telle que l'ont dépeinte tous les historiens latins? Eucolpe et Ascylte sont bien les débauchés décrits par Martial. Quartilla représente exactement la courtisane de Subure, Eumolpe est le portrait des poètes vaniteux qui pullulaient à Rome; et Chrysis, Circé, Philumène sont des types observés et naturels qu'on n'invente pas; Trimalcion enfin donne l'idée juste de l'impertinence, de la grossièreté de sentiments, de la vanité ridicule du parvenu, du croquant millionnaire, qui veut éblouir son monde par un faste de mauvais goût et une générosité tapageuse, qui le font mépriser de ses amis et de ses hôtes. En un mot, tous ces personnages sont vrais, toutes ces situations sont *vécues*, tous ces portraits sont pris sur nature.

Quant aux autres scènes d'orgies que nous voyons dans le festin de Trimalcion, on les retrouve, moins longuement décrites, peut-être, dans Juvénal, dans Suétone, dans Tacite, et dans un nombre considérable d'auteurs latins, qui ont eu le courage de dénoncer les infamies qui se commettaient dans les palais des Patriciens et à la cour des Césars. Cicéron les résumait, dans un de ses plaidoyers, par ces mots qui étaient dans sa pensée tous synoymes: *Libidines, amores, adulteria, convivia, comessationes.*

LES MALADIES VÉNÉRIENNES

chez les Grecs et les Romains

L'existence des maladies vénériennes chez les peuples de l'Antiquité ne saurait être discutée aujourd'hui, en présence des nombreux documents scientifiques et littéraires que nous possédons. Nous avons démontré, dans les chapitres précédents, que la syphilis et la blennorrhagie étaient très anciennement connues en Chine, au Japon, dans l'Inde et dans les autres contrées de l'Asie. Nous avons rapporté des faits indiscutables sur la fréquence des maladies vénériennes chez les Hébreux et les autres peuples de l'Orient. Ces maladies, dont on ne peut attribuer l'origine qu'aux excès vénériens, aux rapports contre nature des hommes et des femmes, devaient affecter fatalement les Grecs et les Romains, qui avaient dopté les mœurs dépravées des Asiatiques, et qui s'étaient donnés comme ceux-ci à toutes les débauches de la prostitution. Ces débauches, sous l'influence du climat brûlant et iumide de l'Orient, avaient déterminé, d'abord chez les emmes, des affections utéro-vaginales, qui devinrent contaieuses, et qu'elles communiquèrent aux hommes.

D'après Rosenbaum, Neumann (1) aurait dit, après avoir mis son opinion sur le *morbus phenicus* : « *on trouve dans écrit pseudo-galénique une liste de mots qui nous porte à* *'oire que les anciens ont bien connu les affections vénéiennes.* » Et en commentant ces mots, l'auteur allemand rrive à conclure que le vice du *fellator* et de *l'irrumator* ait une des causes principales de ces maladies.

Les prostitués des deux sexes, qui se livraient à ces sortes

(1) Manuel de Clinique de Neumann, vol VII, p. 88.

de débauches, étaient sujets aux affections de la bouche, de la langue et du palais. Sur eux, tous les satiriques ont lancé leurs plus mordantes épigrammes, et Euripide a particulièrement exprimé le fait dans cette expression : γλωσσαλγεα στομεργὸν, c'est-à-dire la douleur de langue (la glossalgie), causée par στομα la bouche et εργον l'usage des organes sexuels. La description des *ulcères de la gorge* d'Arétée (1), est considérée, par Rosenbaum, comme une affection syphilitique très bien décrite, mais rattachée à tort à des faits étiologiques mal compris. Ces angines d'Egypte et de Syrie étaient le résultat du *fellare* : « De là s'expliquent, ajoute Rosenbaum, ces βουβαστικα ἕλκεα, que Salmasius, mentionne d'après Aétius, et qu'il déclare identiques aux ulcères égyptiens et syriens ; car déjà Hérodote nous a parlé des mystères de Bubastis, aux fêtes d'Isis. L'affection porte ici seulement le nom d'un lieu où elle régnait probablement avec plus d'intensité tandis que Arétée l'attribue au pays entier. »

Quant à ces dartres malignes que les Grecs désignaient sous le nom de λειχηνες, et les Romains sous celui *d'atra lues* et de *mentraga*, elles ont un cachet vénérien d'autant plus évident qu'elles étaient contagieuses et que leur étiologie se rapporte au vice du *cunnilingere*.

Ces dartres avaient ordinairement pour lieu d'élection les lèvres et la plus grande partie de la face, mais le mal ne se bornait pas toujours aux glandes de la peau ; les bulbes des cheveux en étaient aussi atteints. De là la calvitie suivie d'ulcères du cuir chevelu, dont les ravages étaient extrêmement rapides. Lorsque l'affection se généralisait et envahissait le reste du corps, elle prenait le nom de *psora* ou de *lepra*, symptômes importants au point de vue de l'histoire de la syphilis, car les accidents secondaires échappèrent à la sagacité des médecins de l'Antiquité.

Ils nous ont laissé cependant la description et le traitement de certaines maladies des organes sexuels, dont l'analyse, que nous emprunterons en grande partie à Rosenbaum, per-

(1) De signis et causis acutorum morborum, cap. 9.

mettra de conclure non seulement à l'ancienneté des maladies vénériennes, mais à leur origine dans les débauches de la prostitution, comme l'a fait voir avec une remarquable érudition l'auteur de la *Syphilis dans l'Antiquité*.

GONORRHÉE.—La gonorrhée est ainsi nommée de γονη sperme et de ῥεῖν couler. Galien (1).

C'est une affection des vaisseaux spermatiques et non des organes sexuels, qui ne servent que de chemin à l'excrétion du sperme. Galien (2).

Il faut en distinguer deux espèces, suivant que l'affection est accompagnée ou non d'érection du pénis (3). Galien.

La gonorrhée avec érection du pénis est appelée tantôt satyriasis, tantôt priapisme (4). C'est une espèce de spasme qui ne frappe que le pénis (5). Il est occasionné par une affluence des humeurs, surtout de celles qui sont épaissies et mal mélangées (6).

Cependant, Paul d'Egine appelle priapisme cet état spasmodique du pénis, tandis qu'il désigne sous le nom de satyriasis l'affection inflammatoire des vaisseaux spermatiques. Il est inutile de prouver que les deux opinions sont justes, en cela que la gonorrhée spasmodique et inflammatoire est dans les deux cas accompagnée du priapisme. Il n'y a point ou peu de matière secrétée, après quoi les malades se sentent soulagés ; cependant, ils sont attaqués de nouveau du mal jusqu'à ce que la cause de l'érection ait disparu, et alors le pénis diminue (7). Actuarius.

D'après Paul d'Egine, le *parésis* des vaisseaux spermatiques se déclare lorsque la maladie ne diminue pas ou qu'il y a des spasmes généraux. Ceux qui sont atteints de spasme

(1) De locis affect. Lib. VI, cap 6.
(2) De locis affect. Lib. XIV, cap. 10.
(3) De symptom., morb., caus. Lib. II, c[illegible]
(4) De tumor. præternat, cap. XIV.
(5) De usu part. Lib. XIV, c. 10.
(6) Meth. med. Lib, XIV, c. 7.
(7) Actuarius. Méth. méd. Lib. I, cap. 22.

meurent vite avec des sueurs froides et du tympanisme de l'abdomen.

Alexandre Trallianus a vu durer les érections encore après la mort. Cette forme n'est pas fréquente ; elle se trouve principalement chez les jeunes gens (1). Galien. Cette maladie a été observée par Thémison, qui a vu souvent cette maladie en Crète, où elle est très fréquente et où elle est souvent une suite de la pédérastie.

La gonorrhée, sans érection du pénis ou véritable gonorrhée, présente un écoulement continuel et involontaire du sperme. Galien (2). Elle offre de l'analogie avec l'incontinence d'urine, et a, comme celle-ci, pour cause ordinaire, la faiblesse ou l'absence d'énergie des vaisseaux séminifères. Galien.

Souvent l'écoulement est précédé d'une période d'inflammation, par laquelle la maladie se rapproche de la première forme : les malades ont beaucoup de sperme brûlant, qui les excite à l'évacuation, ce qui les affaiblit beaucoup ; mais s'ils évitent le coït ils gagnent le mal de tête et de ventre ainsi que des nausées ; et les pollutions nocturnes leur donnent les mêmes incommodités que le coït même. L'évacuation a lieu avec de la chaleur et de la douleur, et cela non seulement chez les hommes, mais aussi chez les femmes. Galien écrit, en effet (3) : « Un de ces malades m'a dit que non seulement lui, mais aussi les femmes avec lesquelles il exerçait le coït, auraient ressenti une douleur mordante au moment de l'éjaculation. »

Suivant Arétée (4), au contraire, la démangeaison dans les organes sexuels, le sentiment de la volupté et le grand désir du coït n'auraient lieu que chez les femmes. C'est là une assertion qui s'explique, parce que dans les pays méridionaux la durée de l'inflammation est très courte et ordinairement presque imperceptible, à moins que, pendant ce temps, le

(1) Méth. méd. Lib. XIV, cap. 7.
(2) De locis affect. VI, cap. 6.
(3) De Sanitate tuenda, lib. VI, cap. 14.
(4) De morb. chron. sympt. Lib. II, cap 11.

coït ne soit exercé, ce qui a lieu très souvent. D'ailleurs, le médecin n'a le plus souvent à traiter que la forme chronique.

Généralement, le malade ne s'aperçoit de la maladie que lorsque l'écoulement commence; mais celui-ci continue, lorsque l'inflammation est moindre, sans cesse, jour et nuit, sans le sentiment érotique, sans rêves voluptueux, souvent même sans que le malade le sente. Celse (1).

Ce qui s'écoule est une matière liquide, froide, pâle et stérile, qui s'épaissit vers la fin de la maladie, redevient aqueuse, et puis cesse de couler. Alex. Trallianus (2).

Mais, lorsque la maladie continue, surtout chez les jeunes gens, alors la mine des malades ressemble à celle des vieillards : ils deviennent paresseux, flasques, sans courage, timides, stupides, perdent leurs forces, maigrissent, et deviennent incapables de travail; ils prennent de mauvaises couleurs, deviennent pâles, efféminés, n'ont pas d'appétit, sont froids au toucher, se plaignent de pesanteur dans les membres et dans les lombes; ils sont faibles et incapables de tout. L'abdomen s'affaisse ainsi que le reste du corps qui se dessèche; les malades ont les yeux enfoncés dans l'orbite. Galien (3).

La maladie n'est pas dangereuse par elle-même, mais elle eut se compliquer de plusieurs affections, et tend à prendre ne marche chronique. Arétée (4), Cœlius Aurelianus.

Il faut bien distinguer la gonorrhée des pollutions nocturnes, ui ne sont quelquefois qu'une affection secondaire. Cœlius urelianus (5).

Quant à la gonorrhée des femmes, il est presque impossible e se faire une connaissance exacte de ce que les anciens mé-ecins en savaient, parce que l'idée du sang menstruel cor-ompu et du ῥοῦς γυναικεῖος par lesquels, selon eux, tout le corps

(1) De re Méd. Lib. IV, cap. 21.
(2) Lib. IX, cap. 9.
(3) De finit. medic. n° 288.
(4) De morb. chron., lib II cap. 5.
(5) Morb. chron., lib V, cap 7.

se purifiait des mauvaises humeurs, Galien (1), empêchait complètement une observation sans préjugés, comme dans les temps modernes les fleurs blanches ont été longtemps la cause de la connaissance imparfaite de la blennorrhagie de la femme. Cependant Arétée cite la γονορροια γυναικεια, comme un αλλος ρους λευκος.

Tels sont les documents que nous ont laissés les médecins de l'Antiquité sur la blennorrhagie. Leur principale erreur ne consiste guère qu'à avoir pris pour du sperme l'écoulement muco-purulent, mais à part cela, on voit que leurs observations étaient recueillies avec une scrupuleuse exactitude.

Relativement à l'étiologie, si les médecins grecs n'ont pas spécialement mentionné la contagion par le coït, ils surent reconnaître que la débauche était une des causes principales de la maladie, notamment les accidents de la bouche et des lèvres des *fellatrices* décrits par Arétée, considérés par lui comme de même nature que les ulcères syriens produits par une cause semblable. Les uréthrites occasionnées par le coït buccal ont été observées, d'ailleurs, par les syphiligraphes modernes. Et c'est avec raison qu'ils admettent la contagion, comme pour le coït vaginal, puisqu'ils ont constaté dans ces écoulements des gonococcus de la blennorrhagie spécifique. Ensuite, il faut bien admettre que les pertes blanches et les menstrues des femmes grecques et romaines adonnées à tous les excès vénériens, devaient provoquer à ceux qui les approchaient des accidents analogues à ceux que nous constatons journellement.

L'ORCHITE. Galien appelait orchite l'inflammation des testicules (2). D'après Paul d'Egine, l'orchite est caractérisée par de la douleur sous une pression assez forte des doigts, tandis qu'une pression légère passe presque inaperçue. La rougeur et la dureté sont peu sensibles à l'extérieur ; mais le doigt investigateur découvre cette dernière dans le fond (3).

(1) Galien de sympt. caus., lib III, cap II.
(2) De diœt. in acut. XV.
(3) Lib III, cap 54.

Quelquefois, la fièvre s'associe à l'orchite (1), et, lorsque l'inflammation n'est pas combattue sur le champ, la douleur s'étend jusqu'aux régions inguinale et lombaire; les parties enflent, le cordon spermatique grossit et devient dur. Celse (2).

L'induration des testicules est une cause de stérilité. Celse (3).

Enfin Arétée a fait mention de la névralgie des testicules et Hippocrate du prurigo de ces mêmes organes.

Ulcères des organes sexuels. — Les ulcères des organes sexuels sont fréquents, puisque les parties sont déjà en elles-mêmes disposées à la putréfaction, tant à cause de leur humidité naturelle, qui explique l'existence de beaucoup de glandes absorbantes et celle des poils, que parce qu'elles sont des organes d'excrétion. Galien (4).

La saison influe sur l'apparition de ces ulcères qui se montrent plus fréquents par un temps chaud et humide (5). Ils se présentent sous la forme d'aphtes, surtout chez les femmes. Quand ils sont superficiels, ils ont une grande tendance à s'étendre. Assez souvent il s'y joint de l'inflammation φλεγμονη, et le gonflement des parties affectées. Souvent ils sont douloureux, tantôt humides, tantôt secs. Dans le plus grand nombre de cas, ils prennent un caractère putride φαγεδαινα; et ils ont une tendance à devenir gangreneux. Dans ce cas, il n'existe ordinairement qu'un seul ulcère formé d'une pustule φυμα. Souvent aussi, ils prennent une marche chronique, et alors ou ils deviennent calleux ou ils se recouvrent d'excroissances. Hippocrate (6).

Les fissures et les gerçures se rencontrent souvent au pré-

(1) Galien, de pronost. ex puls, lib IV, cap. 10

(2) Lib. VII, 18.

(3) De semine, cap. 15.

(4) Meth. med. libr., cap. 4.

(5) Hippocrate. Aph. vol. III. Avec ces conditions climatériques, les excrétions de la peau, des glandes sébacées, des cryptes du vagin augmentent en abondance et en fétidité. Ils sont donc sous une certaine dépendance de la constitution épidémique. Rosenbaum.

(6) De natura mulierum vol. II.

puce lorsqu'il est trop rétréci ou retiré par force ; il se manifeste alors de la douleur et de l'inflammation, et si la guérison ne se fait pas rapidement, les bords deviennent calleux et il faut alors les enlever avec le couteau. Mais en général, les plaies du prépuce guérissent difficilement. Hippocrate (1).

Lorsque le prépuce devient gangréneux, il faut le couper circulairement, et arrêter le sang au moyen du fer rouge. Paul d'Egine (2).

On observe des ulcères sur la face interne du prépuce, qui deviennent assez souvent la cause du phimosis et de paraphimosis. Il existe certains ulcères qui prennent une coloration noirâtre. Chez d'autres, on voit survenir des excroissances et des condylomes. Celse (3).

Les ulcères secs du gland doivent être distingués des ulcères humides et purulents, qui deviennent la cause du phimosis et du paraphimosis. La matière secrétée est tantôt claire, tantôt purulente ; elle prend quelquefois une mauvaise odeur. Ces ulcères s'étendent en largeur et en profondeur, détruisent même le gland sous le prépuce, de sorte qu'il tombe et qu'on est obligé d'inciser celui-ci. Celse, loc. cit.

Il existe une espèce d'ulcère *circa corona glandis* et une autre *cancer colis*, qui est flasque et rongeant, qui secrète un liquide clair et sanguinolent. Aétius. (4) Une autre espèce est la φαγέδαινα des Grecs, qui s'étend rapidement.

L'*Anthrax* est un ulcère qui s'annonce par un picotement, qui est suivi d'une ou de plusieurs vésicules de la grosseur d'un grain de millet, ayant l'apparence d'une brûlure ; elles crèvent et laissent derrière elles un *ulcus crustaceum*, en forme d'eschare. Actuarius (5).

L'anthrax résultait d'un coït impur, comme le prouve ce passage de Phalladius, *in Lausiaca historia* : « Un certain Héron était venu à Alexandrie où il fréquentait le théâtre, les

(1) Coac. prœnot, vol. 1.
(2) Lib. VI, cap. 57.
(3) Lib. VI, cap. 18.
(4) Tetrab. IV, s. 2 et 3.
(5) Meth. med., 11, cap. 12.

courses de chevaux et les mauvais cabarets. De cette manière, débauché et ivrogne, il tomba dans la fange de l'impudicité. Il entra en relation avec une comédienne et lui dénoua la ceinture. Après qu'il eut accomplit cet acte, il se déclara, *par la volonté divine*, un anthrax sur son gland, et il en fut si malade, pendant six mois, que ses parties pourrirent et tombèrent d'elles-mêmes. Puis il mourut. »

Malgré les difficultés que présentent quelques mots du texte, il est néanmoins clair et hors de doute, ajoute Rosenbaum, qui rapporte cette observation, qu'Héron avait gagné l'anthrax en exerçant le coït avec une actrice, et les conditions que Phalladius y rattache ne peuvent pas amoindrir le fait; aussi Becket a-t-il répondu aux sceptiques commentateurs de l'Allemagne : *Quelles preuves veut-on avoir de la syphilis dans l'antiquité si celles-ci ne comptent pas?*

Il n'est d'ailleurs pas sans intérêt de constater qu'encore aujourd'hui l'anthrax et les chancres sont regardés dans les Indes, comme identiques; et les cabirajas ou médecins indiens désignent, suivant William Jones, ces deux affections par le nom de *Nar Farsi* ou *Ateshi Farsi*.

L'*anthrakosis* est un ulcère semblable qui est accompagné de bubons, qu'Hippocrate considère comme épidémique. Galien. loc. cit.

De même que dans les ulcères du prépuce, il s'élève sur ceux du gland des excroissances fongueuses, et, dans certains cas, des callosités sur les bords, qui laissent une cicatrice appelée ηλος chez les Grecs et *clavus* chez les Romains. Celse (1).

Il ne faut pas beaucoup d'imagination pour considérer ces accidents locaux de la verge comme des chancres phagédéniques compliqués de balanite, par le contact sur le gland du virus syphilitique.

Celse, d'ailleurs, ne manque pas d'ajouter que la gangrène de l'organe survient quelquefois, qu'elle attaque la verge entière et que dans ce cas, il faut inciser, trancher dans le vif,

(1) Loc. cit. V, 8.

enlever les parties gangrenées et cautériser fortement avec un mélange de chaux et de piment.

Plusieurs auteurs grecs et latins ont écrit sur les ulcères des organes sexuels de la femme, parmi lesquels il faut citer Aétius, Arétée, Paul d'Egine et Archigènes. Aétius dit :

« On rencontre dans l'épaisseur des nymphes des abcès qui, lorsqu'ils se dirigent vers l'anus, ne peuvent être ouverts par le couteau, parce qu'il en résulterait facilement des fistules, ce qui n'est pas à craindre quand ils se dirigent vers l'urèthre. — Le vagin et l'orifice de la matrice sont sujets à des ulcères, *pustulæ scabræ*, qui laissent derrière eux des écailles furfuracées, et d'autres, *tubercula miliaria*, qu'on distingue très bien au toucher et avec le *speculum matris*. Ceux-ci nuisent à la menstruation et à la fécondation. » Aétius (1).

Certains ulcères, qui se montrent à l'orifice de la matrice, ont la forme de fissures, qui deviennent calleuses ou donnent lieu à des excroissances. Ils secrètent ordinairement une sanie claire, et sont douloureux dans le coït. Galien (2).

Les ulcères proprement dits sont superficiels et présentent des excoriations ; ils sont larges et secrètent une petite quantité de pus épais, sans odeur. A cette classe appartiennent les ulcères aphteux d'Hippocrate. Il en existe d'autres qui sont profonds, douloureux et qui donnent un pus de mauvaise odeur. Dans certains cas, ceux-ci s'étendent très profondément, leurs bords deviennent durs ; ils secrètent une sanie fétide, sont accompagnés de violentes douleurs, et arrivent à détruire le tissu de l'utérus. Cette espèce porte le nom de φαγέδαινα ; elle est très dangereuse et se termine par la mort (3). Hippocrate.

Les ulcères des organes sexuels de la femme deviennent dangereux pour les hommes qui exercent le coït avec celles qui en sont affectées. Cedrenus (4).

(1) Tetrab. IV, S. 4.
(2) De loc. affect. lib. IV, cap. 5.
(3) De natura muliebri et de morb. mulier.
(4) Synopsis, Paris 1647, in fol., p. 266

Cette action contagieuse était connue des Romains, comme le prouve ce fait rapporté par Palladius (1) :

Pendant la persécution des chrétiens ordonnée par l'empereur Dioclétien, une jeune fille d'une rare beauté fut dénoncée comme chrétienne. Appelée devant le juge, elle ne chercha pas à renier sa religion, et refusa les propositions que celui-ci lui fit avec insistance et menaces. Condamnée à être livrée à la prostitution publique, elle fut conduite dans un lupanar et offerte par le *leno* à tous les libertins de la ville. Sur le point de succomber à leurs violences, elle leur dit alors qu'*elle avait un ulcère* (*ulcus*) *à un endroit secret*, et qu'elle se livrerait à eux quand elle serait guérie. Ce subterfuge lui épargna le supplice qu'elle craignait — ce qui indique nettement la connaissance de la contagion des ulcères des organes sexuels de la femme, le *morbus indecens* ou *lues venerea* dont les effets étaient redoutés au plus haut point par les prostitués des deux sexes.

Les Rhagades. — Les ulcères et les fissures de l'anus étaient communs chez les pédérastes passifs. Gallien leur donnait le nom de douleurs brûlantes, et Celse les appelait rhagades, ραγαδια.

Aétius, qui a écrit très longuement sur les maladies de l'anus, a vu ces affections se compliquer d'abcès avec trajets fistuleux. Dans ce cas, ils prenaient le caractère de la νομη, ou de la φαγεδαινα. Assez souvent il se formait des adhésions ou des excroissances.

Celse a indiqué encore une autre affection de l'anus qui était le résultat de la débauche : c'était la chute du fondement, et un ulcère semblable à un champignon qui se montrait à l'anus et à la vulve.

Il y avait enfin les condylomes, les fics et autres végétations dont nous parlerons dans un chapitre spécial.

Les Bubons. — Les médecins de l'Antiquité entendaient par bubon, *bubo*, toute inflammation des glandes lympha-

(1) Vita Patrum cap. CXLVIII.

tiques ; mais comme cette affection se montre particulièrement dans la région inguinale, on appelait ainsi particulièrement bubon l'inflammation des glandes inguinales, ainsi que cette région elle-même. Les Romains employaient ainsi le mot *inguem* pour désigner la région et la maladie. Plus tard on fit plusieurs distinctions : on appelait *bubon* l'inflammation accompagnée d'enflure, et *phyma* l'inflammation qui marchait rapidement et entrait vite en suppuration. Galien désignait par le mot φύγεθλον l'enflure des glandes, accompagnée d'une inflammation érysipélateuse de la peau, qui prenait le nom de χοιράς, ou *struma*, quand il y avait induration. D'après le même auteur (1), ces glandes, à cause de leur structure molle, sont, en général, disposées à être affectées de ῥεύματα. C'est pour cette raison que les glandes des aines, des aisselles et du cou s'enflamment, lorsque des ulcères se forment aux orteils, aux doigts et à la tête. Les bubons se forment également et sont plus difficiles à guérir, *lorsque le corps est surchargé de mauvaises humeurs*. La plupart des écrivains admettent que, par suite d'autres causes, les bubons étaient aussi précédés d'ulcères, quoique aucun d'eux ne spécifie particulièrement les ulcères des organes sexuels. Cependant, dans le passage d'Hippocrate (2), les mots ἑλκωμάτων, φύματα ἔξωθεν, ἔσωθεν τὰ περὶ βουβῶνας, permettent de supposer une explication de ce genre. Rosenbaum.

Galien recommandait de faire des scarifications sur les bubons qui avaient des dispositions à la suppuration, mais de ne pas se presser de les ouvrir. Ce n'est que lorsqu'il ne pouvait obtenir la résolution qu'il se décidait à l'opération, qu'il pratiquait par une incision transversale, parallèle à la région inguinale et non au fémur, parce que dans ce cas, les bords de la plaie ne se rapprocheraient que difficilement.

Les syphiligraphes modernes ont, comme les médecins de l'Antiquité, différencié le bubon simple qui ne suppure que rarement, déterminé par une plaie ou un ulcère, du bubon virulent qui est produit par la propagation du principe viru-

(1) Meth. méd. ad Glaucum lib. II, cap. 1 et lib. XIII cap. 5

(2) Lib. IV aph. 82.

lent d'un chancre et sa localisation sur un ou plusieurs ganglions lymphatiques.

Des exanthèmes. — L'herpès des organes sexuels suivi d'ulcération, l'herpès ἐσθιόμενος d'Hippocrate (1), d'après l'explication du texte par Hensler, se communiquait par le coït. Un passage de Galien peut être interprété dans le même sens ; car il admet la contagion, mais on ne saurait affirmer qu'il s'agit de l'herpès ou d'un autre exanthème du vagin (2).

Aétius a mentionné, dans le *Tetrabiblon*, des *pustulae spontaneae in pudendis*, qui produisent le phimosis ; et dans le même chapitre (3) il a donné la description du *sabies scroti*, qui a une disposition à se transformer en ulcère avec écailles, en laissant après lui un *pruritus scroti* très violent. Galien, de son côté, définit le *psoriasis scroti* comme une induration du scrotum compliquée de démangeaisons et quelquefois d'ulcères.

Les condylomes. — Ce sont des éminences qui se produisent en quantité plus ou moins grande à l'anus et aux parties génitales. Ce fut Galien qui leur donna le nom de condylomes κονδυλωμα, quand ils se fixaient à l'anus, mais les autres médecins grecs les désignaient sous le nom de συκος, συκωσις, συκωμα, συκωδης, quand ils se trouvaient aux parties génitales. Les Romains appelerent le condylome *ficus*.

Galien décrivait le συκον ou le *ficus* comme un tubercule ulcérant, secrétant de l'humidité, (*loc. cit.*) Suivant Oribase, il était de forme ronde, de couleur rougeâtre, un peu dur et douloureux. Il ne se montrait pas seulement à l'anus et aux parties génitales, mais aussi sur les lèvres, le menton et sur les parties velues du corps.

Hippocrate désignait les condylomes des parties génitales de la femme sous le nom de κιων et disait qu'ils répandent une mauvaise odeur (4).

(1) Aphorisme vol. III et *de liquidorum usu* vol. II
(2) Synops. med. sec. loc. lib IX, cap. 8
(3) Serm. 2 cap. 15
(4) De natur. mulier vol. II

Aétius en a fait cette description : *Condyloma est rugosa eminentia. Rugae enim circa os uteri existentes dum inflammatur, attolluntur et indurantur, tumoremque ac crassitudinem quandam in locis efficiunt* (1).

Les condylomes se rencontraient le plus souvent à l'anus, surtout chez les hommes. Celse. Et on les attribuait à la pédérastie. Mais il est impossible de décider de ces condylomes ceux qui étaient primitifs et secondaires, ce qui ne nous autorise cependant pas à nier l'existence de ces derniers dans l'antiquité. Rosenbaum. Le traitement des condylomes, qui étaient considérés par Celse, comme des végétations amenées par un état inflammatoire particulier de l'anus, *tuberculum, quod ex quadam inflammatione nasci solet*, était analogue à celui des rhagades, qui avaient la même origine impudique : c'est-à-dire emplâtres résolutifs et cautérisations énergiques.

On traite les condylomes, maintenant, par l'excision et la cautérisation, et on les considère comme une irritation produite par le contact du pus blennorrhagique ou syphilitique. On ne saurait admettre que les condylomes aient eu autrefois un cause différente, puisqu'il est acquis que ces excroissances étaient le produit de la débauche et ne se rencontraient que chez les prostitués des deux sexes et tous ceux qui avaient commerce avec eux.

Les *fics* qui étaient si fréquents chez les Romains, n'étaient que des condylomes de l'anus dont la cause était, avec raison, attribuée aux pratiques honteuses des rapports antiphysiques et qu'un traitement insuffisant laissait arriver à la suppuration et rendait presque héréditaires. C'est ainsi que des familles entières étaient atteintes de *fics*. Ces excroissances présentaient différentes variétés qui ont été décrites comme des entités pathologiques, malgré leur analogie avec les autres. Tels sont le *thymion* décrit par Celse (2) comme une excroissance variqueuse, indolore, rougeâtre, rétrécie à la base, dure et rugueuse au sommet, l'*akrochordon* proéminence lisse, ronde, charnue, avec une base mince et ronde, indolore et calleuse.

(1) Tetrab. IV serm. 4

(2) Lib. IV, cap. 28.

Tantôt ces dernières tombent d'elles-mêmes, tantôt elles s'enflamment et entrent en suppuration; et lorsqu'on les coupe elles ne laissent pas de racines. Celse (1).

Galien et Aétius ont rencontré l'akrochordon à l'anus et aux parties sexuelles de la femme. On les enlève d'après eux avec le couteau ou des caustiques.

La μυρμηκιασις des médecins grecs, décrite sous le nom de *formica* par Celse, est une autre forme d'excroissance très rebelle, qui ressemble beaucoup à l'akrochordon. Elle n'est pas si élevée, mais elle est plus dure que le thymion; elle a des racines plus profondes et elle est plus douloureuse que celui-ci; elle est large à la base et mince au sommet. Quand on la touche, elle donne au malade la sensation d'une morsure de fourmi, d'où vient son nom de *formica.*

Telles sont, en résumé, les affections vénériennes que les médecins de l'Antiquité ont observées sur les parties sexuelles des hommes et des femmes. Quoiqu'ils ne nous aient pas laissé assez de documents pour établir positivement leur principe contagieux, il nous paraît cependant impossible de ne pas l'admettre, d'après l'étiologie et les caractères de leurs symptômes.

LÈPRE ET ELÉPHANTIASIS. — Les maladies vénériennes répandues en Egypte et dans toutes les contrées de l'Asie mineure où se pratiquait la prostitution sacrée, prirent, à un moment donné, un caractère beaucoup plus grave en Syrie et en Judée. Car alors, vint se greffer sur elles la lèpre, avec ses formes protéiques, mais toujours empreintes d'un élément constitutionnel, qui n'était peut-être lui-même qu'une modification de la syphilis constitutionnelle de l'Inde et de l'Extrême-Orient.

De ce mélange, sous l'influence de la malpropreté des peules et de l'ignorance des prescriptions les plus élémentaires de 'hygiène, on vit survenir ces nombreuses maladies des oranes de la génération, cette *lues venerea* localisée sur la peau

(1) Meth. med., lib. XIV, ca). 17.

et les membranes muqueuses, dont quelques médecins de l'Antiquité ont donné la description très détaillée. Il ne pouvait en être autant du traitement, car généralement les malades s'adressaient aux charlatans de l'époque : vendeurs de philtres, d'amulettes et de sortilèges, enchanteurs, prêtres et magiciens, tous plus ou moins souteneurs reconnus de la prostitution, religieuse ou profane.

Ce n'est qu'exceptionnellement en effet que les malades avaient recours aux médecins qui, d'ailleurs, se désintéressaient le plus possible de ces affections, comme l'indique Celse dans son 6e livre, et où il dit dans l'introduction : « Pour traiter un pareil sujet, il n'existe pas dans la langue latine d'expressions convenables; et il est difficile de respecter la bienséance, en maintenant les préceptes de l'art. Cette considération n'a pas dû cependant retenir ma plume, parce que d'abord je ne veux pas laisser incomplets les utiles renseignements que j'ai reçus; et qu'ensuite il importe de répandre dans le vulgaire les notions médicales relatives au traitement de ces maladies qu'on ne révèle jamais à d'autres que malgré soi. *Dein, quia in vulgus eorum curatio etiam præcipue cognoscenda, quæ invitissimus quisque alteri ostendit.* »

Ces affections étaient donc déjà les *maladies secrètes*, du temps d'Auguste.

La lèpre, comme on le sait, venait de l'Egypte et de l'Asie Mineure, ces foyers permanents de toutes les pestilences. Les Hébreux, les Syriens, les Phéniciens et les Egyptiens en étaient atteints depuis longtemps. Elle avait pris chez ces peuples une forme chronique, constitutionnelle et héréditaire, se transformant, dans ses manifestations, suivant l'âge, le tempérament des sujets et les circonstances climatériques, présentant des redoublements symptomatiques et des exacerbations dans les impuretés de la prostitution et les excès vénériens.

Ce n'est que vers l'an 650 de la fondation de Rome qu'elle fit son apparition en Italie, sous le nom d'éléphantiasis des

Grecs, et apporta aux maladies vénériennes un cachet particulier qui en fit la syphilis secondaire.

On voit, en effet, Celse, s'appuyant sur quelques observations isolées, venir déclarer que « ce mal affecte la constitution tout entière, au point que les os même sont altérés ». Mais, avant lui, un médecin grec, Arétée de Cappadoce, en avait fait une saisissante description, et l'avait représentée comme un feu qui ne se répand au dehors qu'après avoir envahi toutes les parties intérieures du corps. « Au début de la maladie, dit-il, la peau de la face et de certaines parties du corps devient luisante, quelques tubérosités épaisses et raboteuses bourgeonnent les unes auprès des autres, et l'espace intermédiaire de ces tumeurs inégales se gerce comme la peau de l'éléphant. Bientôt tout le corps se recouvre de semblables tubérosités, les poils dépérissent et tombent, la tête se dégarnit, et la face et le pubis ne tardent pas à leur tour à se dépiler. La face se hérisse de poireaux durs et pointus, des dartres envahissent les doigts, les genoux et le menton. Les pommettes des joues enflent et rougissent, les yeux sont obscurcis et de couleur cuivreuse, les sourcils se rapprochent et se chargent de larges poireaux livides. Les joues et le nez offrent aussi des excroissances noirâtres, les lèvres se tuméfient, la lèvre inférieure est pendante et baveuse, les dents deviennent noirâtres, des ulcères rayonnent autour des oreilles et il en sort une humeur purulente. Toute la superficie du corps est sillonnée de rides calleuses et même de fissures noires : de là son nom d'éléphantiasis. Des crevasses divisent aussi les talons et les plantes des pieds jusqu'au milieu des orteils. Si le mal prend des accroissements, les tubérosités des joues, du menton, des doigts, des genoux, se terminent en ulcères fétides et incurables ; ils s'élèvent même les uns au-dessus des autres, de façon que les derniers semblent dominer et ronger les premiers. Il arrive même que les membres meurent avec le sujet, jusqu'à se séparer du reste du corps, qui perd ainsi successivement le nez, les doigts, les pieds, les mains entières, les parties génitales ; car le mal ne tue le malade, pour le délivrer d'une vie horrible et de cruels tourments, qu'après l'avoir démembré. »

Voilà la symptomatologie de la lèpre. Elle diffère sensiblement des accidents cutanés de la syphilis moderne ; mais qui pourrait affirmer que celle-ci, évoluant en toute liberté sur certains sujets scrofuleux, sans le secours thérapeutique du mercure et de l'iodure de potassium, n'affecterait pas un processus analogue à sa période de marasme et de cachexie ?

Archigènes a fait, lui aussi, connaître son opinion sur l'éléphantiasis. Il déclare que non seulement la maladie est contagieuse, mais encore que l'affection cutanée n'est que secondaire. Il dit que sa cause lui est inconnue, mais que les malades sont des individus très lascifs, et que les eunuques en sont exempts... Ce serait là encore une preuve de l'origine vénérienne de la lèpre, cependant certains auteurs prétendent qu'on ne trouve pas des indications suffisantes pour conclure que cette maladie ait primitivement affecté les organes sexuels. Mais, le savant commentateur des textes grecs et latins n'hésite pas, dans son ouvrage sur l'*Histoire de la syphilis dans l'Antiquité*, à affirmer, comme presque tous les syphiligraphes modernes, que la lèpre et le mal vénérien, en se combinant ensemble, n'en ont plus fait qu'un. Pour lui, comme la *mentagra* pouvait se transformer en *psora*, aussi bien l'éléphantiasis, mis en rapport avec le *morbus phœnicus*, pouvait prendre naissance dans le coït, et son apparition principale à la face ne prouve rien contre ce fait, puisque les glandes cutanées de la face ont une grande connexité avec les organes sexuels. D'ailleurs, un grand nombre d'exemples, cités par les écrivains du moyen âge, prouvent que la lèpre se communiquait par le coït, ce qui permet de conclure que la syphilis du XVe siècle était cette même affection, modifiée par un *genius epidemicus* particulier, qui sévissait quinze siècles auparavant sous le nom d'éléphantiasis, affection prenant sa source dans une cohabitation impure et dans les débauches de la prostitution.

MONUMENTS FIGURÉS DE L'HISTOIRE DE LA PROSTITUTION

Preuves archéologiques de la Prostitution religieuse et légale.

L'histoire du culte des divinités orientales, qui se rattache à la prostitution dans l'Antiquité, ne nous a pas été transmise seulement par les écrits des historiens. On la retrouve encore dans les monuments figurés, précieusement recherchés par les archéologues modernes : médailles, inscriptions, fragments monumentaux, pierres gravées, camées, cônes, cylindres, etc.

Les gravures représentées sur ces pierres, ces fragments de sculpture, ces stèles, ces anneaux, ces cachets, ces vases et coupes découverts dans les ruines des cités anciennes, viennent témoigner de la réalité des cultes de Mylitta, de Priape, de Phallus, d'Osiris et autres divinités semblables.

Ces petits cylindres et ces cônes en pierre ou en terre cuite, qu'on peut voir dans les vitrines du *Musée du Louvre* et dans le *Cabinet des médailles et antiques* de la Bibliothèque nationale, étaient des amulettes emblématiques que portaient les hommes et surtout les femmes, soit au cou, soit aux bras. Les inscriptions et gravures hiéroglyphiques ont été déchiffrées par les archéologues, et ce n'est que d'après leur enseignement que je me permettrai d'y chercher la démonstration des faits avancés sur l'origine de la prostitution.

M. Menant, dans son remarquable ouvrage sur les *Pierres*

gravées de la haute Asie et les *Cylindres de la Chaldée*, combat, jusqu'à un certain point, l'interprétation donnée aux figures symboliques par ses prédécesseurs. Mais il convient, cependant, que ces pierres gravées, produits délicats d'un travail de patience et de précision, sont un des éléments importants d'après lesquels on peut reconstruire l'histoire artistique des peuples. « Car la cupidité, dit-il, qui dénature les objets d'or et d argent, ne saurait atteindre une agate ou un silex. » Ces pierres étaient de véritables bijoux, affectant des formes diverses : plaques, amandes, fuseaux... Quelques-unes servaient de cachets, de bagues, de chatons scarabéoïdes. Beaucoup sont en forme de cônes ou de pyramides. Le cylindre a généralement de 2 à 5 centimètres de hauteur ; il est percé suivant son axe ; la gravure se développe sur la surface convexe et les sujets sont souvent accompagnés de légendes. Celles-ci en caractérisent d'ailleurs la provenance et permettent de reconnaître ainsi les cylindres chaldéens, assyriens, égyptiens, phéniciens et perses.

M. Menant a décrit un grand nombre de cylindres asiatiques ; il est arrivé à établir une théogonie dans laquelle le dieu suprême, *Hou*, est représenté sous la forme d'un buste humain terminé par des plumes et accompagné de deux ailes étendues. Au-dessous de lui, une trinité de grands dieux : *Samas*, le dieu-soleil, symbolisé par un disque lumineux ; *Sin*, le *dieu-lune*, symbolisé par un croissant, et *Istar*, autre grande déesse, symbolisée par une étoile. Cette trinité rappelle exactement Osiris, Isis et Horus.

Les travaux de M. Lajard ont une grande analogie avec ceux de M. Menant ; mais ils présentent un intérêt plus considérable pour l'étude de la prostitution sacrée.

Sans vouloir nous faire le défenseur de la thèse de ce savant, nous mentionnerons spécialement un passage de ses différents mémoires adressés à l'*Académie des Inscriptions*. Il s'agit d'un cône en agate dont la base, très large, porte gravée en creux et vue de face, une figure debout, qui a deux têtes de profil. L'une, tournée de droite à gauche, offre les traits d'un homme barbu, l'autre, tournée de gauche à droite, est celle d'une femme. Une couronne à cinq pointes embrasse les deux têtes, et, dans le champ de la pierre, immédiatement au-dessus de cette couronne, on observe trois astérisques qui sont placés sur une même ligne et à égale distance l'un de l'autre. Le reste du costume de cette figure androgyne se compose de quatre parties distinctes : un vêtement intérieur, un vêtement inférieur, une ceinture qui les lie l'un à l'autre, et un vêtement extérieur.

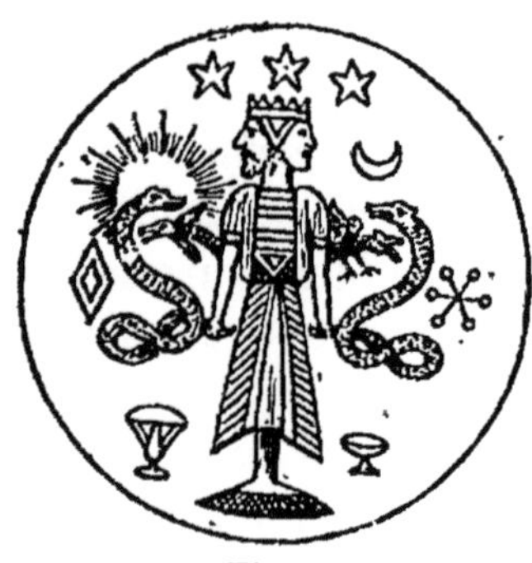

Fig. 1.

De la main droite, et par conséquent du côté de la tête barbue, cette figure tient par la queue un serpent. Un autre serpent plus long entoure de ses anneaux une partie du milieu du corps de la femme. Dans l'espace compris entre les deux bras et les deux serpents, on observe de chaque côté un dragon ailé, à gueule béante, qui paraît vouloir attaquer le serpent auquel il est opposé. Les rayons solaires, dont la tête de l'un des serpents est entourée, le croissant qui surmonte la tête de l'autre, et le soin qu'on a pris de disposer les deux reptiles de manière qu'ils correspondent, celui-ci à la tête humaine femelle, celui-là à la tête humaine mâle, sont autant de particularités qui indiquent positivement l'intention qu'on avait eue d'en faire les symboles du pouvoir générateur mâle ou actif et du pouvoir générateur femelle ou passif. Or, on sait très bien que, chez les Anciens, le serpent était l'emblème de la vie et de la reproduction, comme on le voit dans les figures d'Isis et de Mithra (fig. 2 et 3), et d'après la statue liontocéphale du musée de la villa Albani.

Du côté gauche de la base du cône (fig. 1) est une roue qui n'est pas fermée par les jantes, mais dont les rayons sont terminés chacun par une petite boule. « C'est encore là le symbole du pouvoir générateur, ajoute M. Félix Lajard ». Car l'interprétation des symboles remonte à une antiquité très

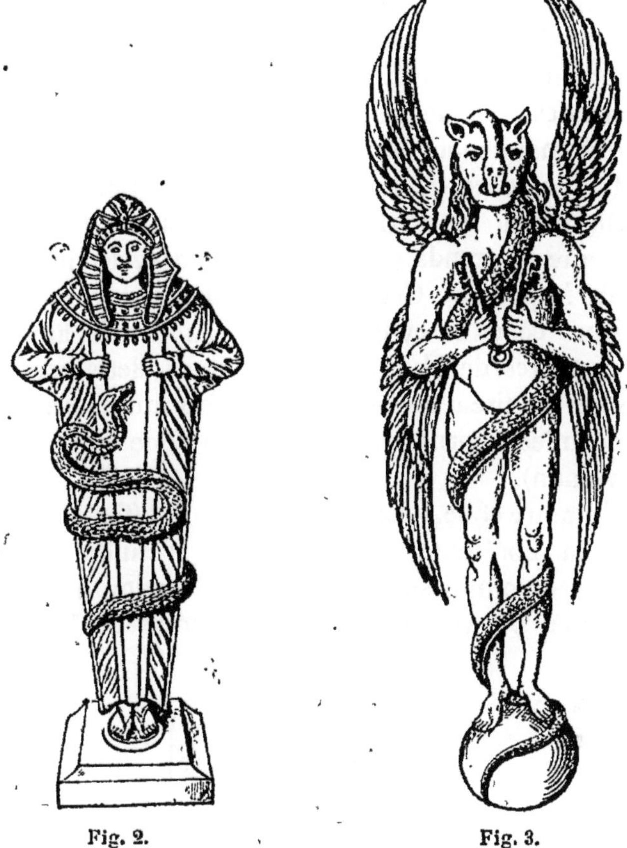

Fig. 2. Fig. 3.

reculée, puisqu'elle semble avoir été liée à la formation même du langage chez les plus anciens peuples de l'Asie.

Au-dessous des pieds de la figure androgyne on aperçoit un vase à deux anses semblable à une amphore; autre emblème de la virilité, tandis que le vase cratère, qui est du côté gauche, représente l'organe féminin. Enfin, du côté droit de la figure, se trouve un *Ctéis*, κτεὶς, qui est l'emblème évident de l'appareil sexuel externe de la femme.

Les deux dragons ailés qui, sur cette même pierre, sont opposés aux deux serpents, nous offrent un exemple remarquable de cette croyance religieuse qui admettait deux créations : l'une d'êtres bons ou bienfaisants, l'autre d'êtres mauvais ou malfaisants. Ce dogme, très explicitement exposé dans les livres de Zoroastre, et très clairement indiqué sur quelques monuments figurés du culte de Mithra, se retrouve dans la plupart des systèmes religieux de l'Antiquité.

Voici maintenant les réflexions de M. Lajard sur ce cône :

« La présence de l'organe même du pouvoir générateur femelle parmi les attributs placés autour de la figure androgyne, que je prends pour la Vénus assyrienne Mylitta, est un fait important. Cet organe, nous le voyons encore sur plusieurs cônes ou cylindres qui, à mon avis, appartiennent aux mystères de Mylitta. J'en connais deux exemples : Le premier est tiré d'un beau cylindre du musée britannique, le second m'est fourni par la base d'un cône du Cabinet Calvet (d'Avignon).

« Un autre cône, décrit par La Chausse (fig. 4) nous offre de même la représentation d'un prêtre revêtu du costume asiatique et accomplissant un acte d'adoration devant un autel sur lequel on voit un Ctéis et l'étoile de Vénus. Ici, dit

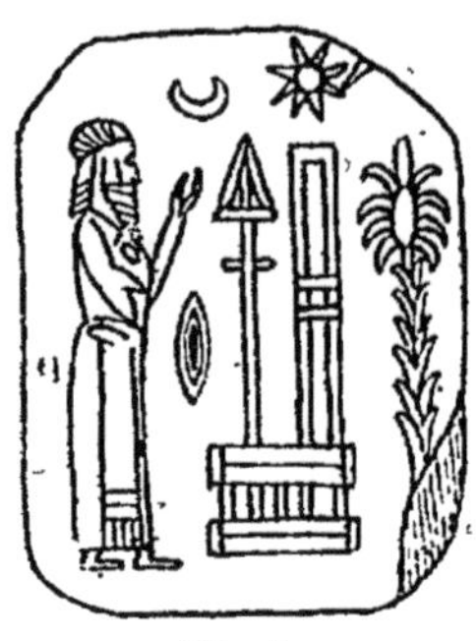

Fig. 4.

M. Lajard, le Ctéis semble devenir l'emblème de la déess elle-même et caractériser son culte avec cette énergie, cette naïve grossièreté, dont, sans doute, furent empreintes à leur origine les doctrines religieuses, qui avaient cours chez les Assyriens et les Phéniciens. Ces doctrines, à travers une longue série de siècles et de révolutions religieuses ou civiles, ont laissé sur le sol de l'Asie occidentale des traces si profondes, qu'en étudiant les coutumes et les mœurs des populations actuelles, on acquiert la triste conviction que, malgré les efforts successifs du christianisme et de l'islamisme, l'adoration du Ctéis n'a pas cessé d'être en usage chez certains sectes religieuses de l'Orient.

« Placé sur notre cône (fig. 1), précisément auprès de cette moitié de l'image de Mylitta qui appartient au sexe masculin, la Ctéis semble, par cette position, y indiquer quel sacrifice particulier cette divinité exigeait de ses nombreuses sectatrices, obligation qui, par un déplorable abus qu'il eût été facile de prévoir et plus sage de prévenir, dégénéra, dans la suite, en de honteuses prostitutions.

« Cette institution existait non seulement à Babylone, où on la voit intimement liée au culte de Mylitta, mais en Phénicie, en Syrie et en général dans tous les pays fréquentés par les Assyriens et les Phéniciens. Aussi la retrouve-t-on chez les Moabites et les Madianites, avec le culte et les mystères de Baal-Péor. On la retrouve encore dans les colonies phéniciennes d'Afrique, chez les anciens Arméniens avec le culte de Vénus Anaïs, chez les Cypriens et les Corinthiens, toujours plus ou moins transformée en d'ignominieuses impudicités Si nous observons chez les Lydiens l'usage des prostitutions publiques, on doit croire que, comme les Cypriens et les Grecs, ils l'avaient reçu des Phéniciens et des Assyriens avec le culte d'Astarté et de Mylitta. Cette conjecture semble être justifiée par le témoignage de Strabon qui, après avoir parlé de la prostitution des jeunes Arméniennes, dans le temple d'Anaïs, ajoute que, selon Hérodote, il en est de même chez les Lydiens De son côté, cet historien assigne réellement à cet usage une origine asiatique, en disant qu'à l'exception « la prostitution des filles, les lois des Lydiens ont de nombreuses conformités avec celles des Grecs ».

Ce n'est pas seulement en Asie que Vénus était représentée avec les attributs d'un homme. Selon Guidas et d'autres auteurs, les Romains avaient consacré à cette déesse, dans Rome même, des statues qui reproduisaient son image avec une barbe et les parties génitales des deux sexes C'est pour ce motif qu'on donnait à la déesse l'épithète de *biformis.* Un médaillon de Démétrius II porte au revers l'image de Vénus, avec une barbe ; elle est coiffée d'un casque à trois aigrettes ; elle tient de la main droite un arc, et son costume est celui d'une femme.

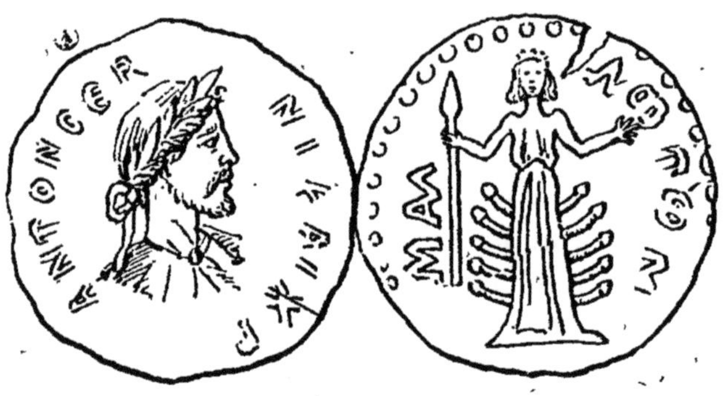

Fig. 5.

La fig. 5 est le dessin d'une médaille de la Bibliothèque nationale, qui représente d'un côté une tête d'homme et de l'autre Vénus ayant à ses côtés une rangée de phallus. Telle est du moins l'opinion de Mionnet en France, de Frœlich et de Richter en Allemagne et de Duane en Angleterre.

Comme autres preuves archéologiques, nous mentionnerons les sujets gravés sur les cylindres de la riche collection de la Bibliothèque nationale. Voici les principaux, d'après le catalogue de M. Chabouillet :

Sous le n° 705, on voit un prêtre debout, adorant Mylitta assise sur un trône, tenant une couronne, les pieds posés sur une chèvre dont le corps se termine en poisson. Derrière la chèvre marine, l'on voit le Ctéis.

Au n° 734, c'est Bélus assis sur un trône ou *Thalamus*, qui supporte une pyramide à degrés. Une femme en adoration semble lui amener une jeune fille, la tête et le sein nus, à laquelle il offre une fleur. Au-dessus de Bélus, le disque de Vénus et le croissant de la lune. Cette jeune fille est l'épouse offerte toutes les nuits à Bélus, dans son temple de Babylone, suivant le témoignage d'Hérodote.

Au n° 743, c'est Anaïtis assise, tenant une couronne, suivie de deux personnages en adoration. Dans le champ, on voit le croissant et l'astre de Vénus. Derrière la déesse, le *Mîr*, la moitié du *Hom* et le Ctéis.

Au n° 806, c'est une femme adorant le dieu de la guerre et Vénus-Anaïtis, vue de face.

Au n° 812, Mylitta et Anaïtis. Devant celle-ci se tient un prêtre ; Mylitta a devant elle la déesse Koun, des Egyptiens, et sa main porte le sceptre surmonté d'une fleur et de deux *Urœus*.

Le Mîr était l'emblème de la divinité, le symbole divin ; il est représenté par un petit cube aux angles arrondis entouré sur ses parties latérales et inférieures de nombreux rayons. Quant au Hom, c'est *l'arbre de vie*, l'arbre sacré, l'arbre de la science. Il affecte des formes différentes, ne rappelant en aucune façon, d'ailleurs, le *homa*, dont on ne coupait les branches qu'avec un respectueux cérémonial analogue à celui des druides pour le gui sacré du chêne.

Quant au Ctéis, c'est un losange dont les angles du petit diamètre sont arrondis, et au centre duquel se trouve un point très marqué.

Nous ne discuterons pas l'interprétation qu'il faut donner à ces dessins, mais nous nous arrêterons à d'autres monuments figurés *authentiques* et nombreux qui viennent ajouter leur témoignage à celui des monuments écrits, pour nous prouver que si la prostitution n'était pas autorisée par les lois civiles de la Grèce, nous devons cependant la comprendre au nombre des coutumes religieuses, qui, avec le culte asiatique de Vénus, s'introduisirent chez les Grecs. Parmi ces monuments, nous pouvons en citer plusieurs de la collection Durand décrits par M. de Witte, entre autres deux vases, deux coupes et une pierre gravée. L'un des vases nous offre la représentation d'un temple de Vénus dans lequel une courtisane reçoit, par l'intermédiaire d'un esclave, la proposition d'un étranger couronné de myrte, qui est placé en dehors du portique et qui tient à la main une bourse.

Sur l'autre vase, un étranger également couronné de myrte, est assis sur une espèce de lit, et semble adresser la parole à une courtisane qui est debout, à côté de lui.

Les deux coupes reproduisent des sujets analogues accompagnés de groupes d'hommes et de courtisanes; on y remarque aussi un miroir, attribut caractéristique de Vénus.

« Sur la pierre gravée, l'on voit, dit encore M. F. Lajard, un sujet très obscène dans lequel la déesse ou l'initiée tient elle-même un miroir à la hauteur de ses yeux. Les cinq autres faces de la pierre représentent plusieurs animaux qui caractérisent le culte de la Vénus orientale. Ces scènes nous montrent combien la dépravation des mœurs avait dénaturé l'institution primitive du sacrifice de la virginité dans le sanctuaire de Vénus. Cette remarque me paraît également justifiée par la manière dont quelques auteurs de l'Antiquité s'expriment au sujet des pratiques plus ou moins licencieuses, qui, dans diverses localités de la Grèce, accompagnaient la célébration des mystères d Aphrodite ou de plusieurs divinités avec lesquelles Vénus a une identité primitive. »

Tous ces cônes, emblèmes de Vénus, se vendaient dans les villes, principalement aux étrangers qui visitaient les temples de la déesse. Ils portaient presque tous les mêmes gravures, ce qui indique bien la ressemblance des pratiques du culte de Mylitta chez les Assyriens, avec celles du culte de Vénus chez les Grecs et les Romains, et celles du culte de Mithra chez les Perses. D'autres pierres gravées et des bas-reliefs persiques et romains représentent, en effet, Mithra placée, comme la Vénus androgyne du cône de M. Lajard, entre les deux portes du ciel, c'est-à-dire ayant à sa droite le soleil, à sa gauche la lune, (une petite circonférence entourée de rayons et un croissant).

Quelques monuments figurés permettent de considérer également le taureau et le lion comme les attributs caractéristiques de Vénus, en Orient et en Occident. Nous citerons, à l'appui de cette assertion, le grand bas-relief assyrien d'Yazili-Kaïa trouvé par M. Ch. Texier près de Ptérium et la tablette exhumée des ruines de Babylone, de la collection du baron Roger. Le premier de ces monuments montre la déesse debout sur un lion ; dans le second elle est debout sur un taureau. Un grand nombre d'autres monuments figurés la représentent encore assise sur des lions ou sur des taureaux.

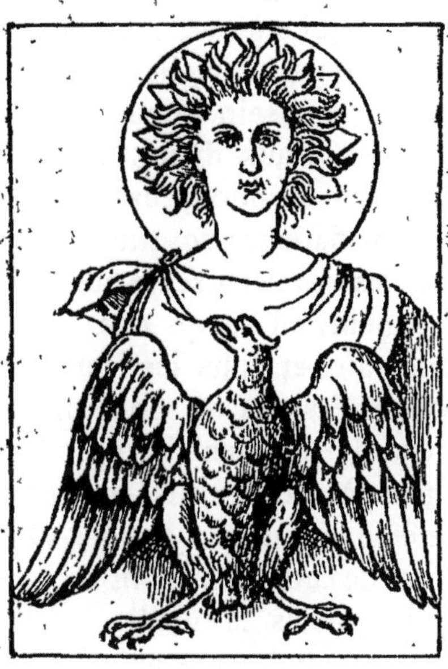

Fig. 6.

Si, malgré les affirmations des historiens, on pouvait douter que la Vénus grecque et la prostitution religieuse eussent pour origine le culte de l'Astarté phénicienne, on en trouverait encore une preuve matérielle dans les antiquités trouvées à Chypre (fig. 6). Dans cette île, la population était phénicienne, mais elle reçut, comme on le sait, dès les temps les plus reculés, des colonies grecques. Le culte d'Aphrodite est parti de là, et l'imagination des poètes en fit la déesse sortant de l'écume de la mer. M. Jules Soury, dans ses *Etudes historiques*, a constaté, d'après les données archéologiques, que l'art et toutes les divinités de la Grèce sont venus de l'Asie. « Parmi les idoles phéniciennes de Cypre, qui sont au Louvre, dit cet auteur, il en est une au front orné d'une couronne. Des colliers entourent son cou et tombent sur sa poitrine. La main droite de la déesse se porte vers son sein, la gauche vers ses flancs sacrés d'où les dieux et les hommes sont sortis. N'est-ce point là le geste de la Vénus de Cnide et de la Vénus de Médicis? C'est le même geste, mais il ne faut point songer à voir ici l'indice d'un sentiment de pudeur émue et craintive. La mère universelle qui a tant d'enfants, et dont les créatures puisent une vie toujours nouvelle à ses mamelles intarissables, loin de cacher son sein robuste, le montre, non sans orgueil, aux hommes et aux dieux. Son peuple de colombes, qui tout le jour roucoule amoureusement, sous les sombres cyprès qui croissent dans les bosquets sacrés du temple, les milliers d'hiérodules des deux sexes qui la servent, la foule de pèlerins qui viennent, au temps des fêtes, se réjouir tour à tour dans le sanctuaire et sous les tentes des prêtresses, tout éloigne de la bonne déesse et de son temple cette grâce chaste et pudique qui charme les sens affinés de l'homme civilisé. Au fond, cette grossière terre cuite et l'œuvre des sculpteurs grecs sont un même et unique symbole. On pourrait dire que les métamorphoses de cette idole sont l'image fidèle des transformations par lesquelles la vieille civilisation asiatique, transmise par l'intermédiaire des peuples de l'Asie mineure, est devenue la civilisation grecque. »

MM. F. Creuzer et Guignant, disent aussi qu'ils ont trouvé en Cypre des formes évidemment orientales de ce culte de la nature divinisée dans sa force génératrice, l'androgyne *Aphrodite*, unissant les deux pouvoirs mâle et femelle et le cône sacré, symbole distinct de ce dernier pouvoir. Mais dès les temps les plus anciens, à côté de ces emblèmes non moins bizarres que significatifs, qui semblent tenir en principe aux religions de l'Inde, avait pris place l'attrayante déesse qui, par son nom de *Cypris*, atteste que l'île entière était soumise à son empire. Partout elle fut adorée, mais nulle part l'idée d'une divinité génératrice ne se révèle avec des rites et des attributs plus évidemment orientaux, plus voluptueux, plus sensuels, qu'à Corinthe et au mont Eryx. A Corinthe, mille hiérodules ou courtisanes sacrées, que nous avons déjà rencontrées dans maint temple asiatique, desservaient les autels d'Aphrodite. Sur le mont Eryx était un antique et riche temple de la déesse où les femmes se prostituaient en son honneur, au milieu de ses fêtes.

D'un autre côté, une intaille antique, venant de l'île de Cypre (Cabinet des médailles de la *Bibliothèque nationale*, n° 1582) représente un temple de Vénus, au milieu duquel on voit le simulacre de la déesse : une pierre conique. A droite et à gauche sur une colonne, se trouve une colombe. Audessus du simulacre, le croissant et le soleil, comme sur les pierres égyptiennes et assyriennes.

Ainsi donc, cultes et déesses étaient identiques, à peu de chose près; et on peut dire que les peuples en acceptaient les uns des autres les doctrines et les pratiques avec le même empressement ; elles flattaient leurs appétits sensuels. Nous allons encore constater ce fait qui est très remarquable dans l'histoire ancienne. Les superstitions religieuses poussaient les Egyptiens à s'entourer de priapes de toutes les formes. Ceux-ci se faisaient en porcelaine de différentes couleurs et en terre cuite. Et, comme aux Assyriens et autres Asiatiques, cela leur servait d'amulettes. On en a retrouvé dans les momies; et Muniloti a donné, il y a quelques années, la description de peintures priapiques des murs du temple de Karnac. Les monuments funéraires et autres, les stèles et beaucoup d'objets à l'usage de ces peuples portaient des gravures du dieu.

En Egypte, le défunt était assimilé à Osiris, et cette assimilation était un gage d'immortalité. C'est probablement ainsi qu'il faut expliquer la présence des priapes sur les sarcophages, et notamment sur celui du Louvre, qui est, d'après l'inscription, le tombeau d'un prêtre du règne de Psamétik Ier. Au milieu des gravures de la paroi extérieure, on voit, en effet, étendu sur le dos, un Osiris, muni d'un priape perpendiculaire à l'axe de son corps. C'est le symbole de la vie, de la fécondité qui appartient à la divinité Soleil, mais

(1) Religions dans l'antiquité F. Creuzer, traductions et notes de Guignant, directeur de l'Ecole normale 1835.

c'est encore à la fausse interprétation donnée à cet emblème que les prêtres ont pu exploiter la prostitution religieuse, chez des populations dont l'esprit inculte était incapable de discerner l'idée philosophique, qui se cachait sous une image matérielle.

Les femmes, qui ont toujours eu un goût prononcé pour les amulettes et autres objets semblables, portaient des colliers faits avec un certain nombre de cylindres enfilés par une double tige de fer. Parmi les cylindres *du Cabinet des médailles de la Bibliothèque nationale*, nous citerons celui qui est inscrit sous le n° 934. Il représente deux personnages vêtus à l'égyptienne et tenant chacun un sceptre placé de chaque côté de la figure du *Hom* surmonté du *mir*. On voit derrière trois symboles : l'oiseau à la tête humaine (l'âme selon les Egyptiens), le Ctéis et la mandragore.

Un cône, n° 1056, montre un dieu barbu, vêtu à l'égyptienne, tenant encore un sceptre, assis devant un pyrée allongé. Dans le champ, le globe sur le croissant et le Ctéis.

On voit dans la même collection plusieurs autres cônes sur lesquels sont gravés un croissant et deux globes avec Mir et Ctéis, ou bien *l'Ouoti*, l'œil, symbole de la vie et de l'activité, quelquefois un croissant posé sur le *Hom* entouré d'une couronne, ou une femme avec des symboles différents et le serpent Uræus. On voit aussi des scènes obscènes, comme la pierre qui porte le numéro 1104. Enfin deux cylindres (175 et 176) représentent une Vénus égyptienne, avec des cornes de vache, ce qui établit l'analogie entre Isis et la Vénus assyrienne, représentée souvent sous la forme d'une vache allaitant un veau. L'analogie est frappante, comme on le voit.

On ne peut admettre l'idée de courtisane, sans y adjoindre celle de la coquetterie et du maquillage. Dans la salle de Jules II, consacrée aux monuments de la vie privée des Egyptiens, on y aperçoit non seulement les superbes bijoux destinés aux femmes, bracelets en or incrustés d'émaux, des colliers dans le même genre, des bagues représentant une

(1) Pierre commémorative.

femme devant Osiris, mais encore tous les objets qui servent à décorer et à peindre le visage. Dans une des armoires de cette salle, on trouve aussi, comme l'a décrit M. Rougé, les petits pots et étuis de diverses formes, en bois ou en terre, qui servaient à mettre les ingrédients nécessaires à la toilette des Egyptiennes. Le principal était le noir d'antimoine destiné aux yeux ; les aiguilles de bois, de pierre ou d'ivoire, terminées en massue, avaient la forme convenable pour ne pas blesser les paupières dans cette délicate opération. Les petits pots ont tantôt la forme d'une colonne, tantôt celle d'un nœud de roseau qu'on imitait en terre émaillée. Le dieu monstrueu nommé *Bès*, qui, à ce qu'il paraît, présidait, malgré sa laideur à la toilette des femmes, forme aussi très habituellement le principal motif de la décoration de ces petits ustensiles. Faut-il ajouter que les perruques, les fausses tresses faisaient partie de l'art de s'attifer chez les Egyptiennes ? Il y a là encore des échantillons de leurs postiches assez bien conservés, et tout l'attirail de la coquetterie féminine destiné à l'embellissement du corps.

Les preuves figurées de la prostitution en Italie et du culte de Vénus et de Priape nous sont tout aussi abondamment fournies par les recherches archéologiques. Le Musée secret des peintures, bronzes et statues de Naples contient des originaux très remarquables, qui ont été décrits, avec un grand talent d'artiste, par M. C. Famin. Ces monuments, qui intéressent si vivement la science, dit cet auteur, ont traversé les siècles, et ont été conservés dans les entrailles de la terre pour apporter aux générations futures les leçons de l'histoire. Beaucoup ont été découverts sur les flancs du Vésuve, ensevelis sous la cendre volcanique, à Herculanum, Pompéi et Stabia.

D'après le plan des maisons de Pompéi, on a pu se rendre compte que, chez les gens aisés, il y avait un réduit consacré spécialement au culte de Vénus. Les Grecs le nommaient Αφροδισιον et les Latins *Venereum*. Cette chambre contenait généralement des peintures lascives, en grec γρυλλι, en latin *Libidines*. Dans presque toutes les maisons, on a retrouvé des sujets érotiques en sculpture, bronze, marbre, cristal de roche, terre cuite ou autres matières, des priapes, des amulettes bachiques ou autres obscénités. D'où il résulte, ajoute l'auteur, par l'étude et la comparaison de ces antiquités dont la seule inspection alarme la pudeur, qu'il n'y eut avant l'ère chrétienne d'autre culte que celui qu'on pourrait appeler *théophallique*.

On a retrouvé à Pompéi plusieurs *lupanaria*, sur la porte d'entrée desquels on voit un grand signe priapique en pierre. Mais il n'y avait pas que dans les maisons publiques que se pratiquait le culte de Priape. Les Romains prenaient celui-ci réellement au sérieux, et lui rendaient un hommage qui était en contradiction avec leur scepticisme philosophique, comme le témoigne un bas-relief en marbre dessiné à la pl. IV de l'ouvrage de M. Famin.

Ce bas-relief représente une scène d'intérieur, un acte de candeur et de piété et non une dégoûtante orgie. Les deux époux, vêtus aussi décemment que le permet la nature du sacrifice auquel ils vont procéder, paraissent demander au dieu qui préside à la génération le terme d'une fâcheuse stérilité. C'est surtout dans les gestes expressifs de la femme qu'il faut chercher cette explication. L'époux est occupé à tendre un rideau qui dérobera aux regards les mystères du sacrifice. Le dieu, représenté sous la forme d'un vieillard chauve et barbu, repose sur une petite colonne. La femme placée devant lui, les yeux fixés sur l'organe viril, lui offre, avec des feuilles de chêne, la pomme de pin qui surmonte le Tyrse des prêtresses de Bacchus.

La planche VII est la copie d'un bas relief en marbre représentant une scène des *Bacchanales*, une des fêtes les plus célèbres du paganisme, que l'on désignait quelquefois aussi sous le nom d'*Eleusines*, de *Lamptéries*, de *Mystères*, d'*Isis* ou de *Fêtes de la bonne déesse*. Dans le milieu du bas-relief, on voit un vieux Silène couronné de lierre, portant en main une coupe, et de l'autre une couronne, prix de sa victoire sur les buveurs ; il chancelle et tomberait certainement s'il n'était soutenu par deux jeunes faunes. A la gauche de Silène, on voit successivement une bacchante, joueuse de cymbales, un jeune garçon portant quelques-uns des instruments de l'initiation ; un impudique *Phalliphore* attachant sa courroie ; un Satyre femelle attachant le *pedum* (baton pastoral), et la *sirinx* (flûte à sept tuyaux) aux pieds du Bacchus-Hermès. Dans le coin, on remarque le dieu Cupidon qui semble venir prendre part à la fête. A la gauche de Silène se trouve un petit autel surmonté d'une pomme de pin : un flambeau allumé est là préparé pour le sacrifice. Une bacchante couchée sur une peau d'ours, repose voluptueusement dans une attitude qui laisse peu d'équivoque sur les causes de sa lassitude. Enfin, à l'extrémité du bas-relief, une femme déguisée en satyre se pose elle-même sur l'attribut d'un Priape-Hermès.

La planche VIII figure un *sacrifice à Priape*. Ce bas-relief indique un fait évident de prostitution religieuse. Il est la représentation de l'une des cérémonies les plus atroces du paganisme. Plusieurs femmes conduisent une jeune fille, que l'on peut supposer une nouvelle mariée, à une statue de Priape, et déjà l'infortunée est sur le point de faire à ce marbre le sacrifice de sa virginité. Seule de la troupe, elle est entièrement nue : elle baisse la tête d'un air confus et triste, et s'appuie sur l'épaule d'une femme âgée, de sa mère peut-être ! Non loin de là, une petite fille joue de la double flûte, pour couvrir les cris que la douleur arrachera à la victime ; plus loin, une vieille femme, accoudée sur un genou, regarde cette scène et paraît s'impatienter de l'hésitation que manifeste la jeune épouse.

« Il est à présumer, dit M. Famin, que ce rite impur ne subsista pas longtemps ; mais il est permis de supposer que les prêtres des fausses divinités exploitèrent alors à leur profit la crédulité publique et se substituèrent eux-mêmes aux insensibles idoles. On voit dans le temple d'Isis, à Pompéi, sur l'autel où était placée la statue de la déesse, un piédestal creux dans lequel on s'introduit par un escalier dérobé qui aboutit au logement intérieur des prêtres. C'est par là que passait le fourbe chargé de faire *parler* la statue. »

Nous voyons, dans le même ouvrage, des priapes en pierre

qui étaient placés dans les coins des rues, près des fontaines publiques, au-dessus des habitations, comme celui trouvé à la porte d'un boulanger de Pompéi, avec cette épigraphe : *Hic habitat felicitas.* On y voit encore des colonnes votives, des lampes phalliques, des phallus votifs, des amulettes, des *libidines* et des *spinthria*, tableaux représentant des scènes érotiques d'une obscénité dégoûtante.

Les dernières planches nous montrent des vases grecs, italo-grecs, siculo-grecs et étrusques, à fond noir et figures rougeâtres, des vases à cloche, des langelles à fond rouge avec figures noires, de même provenance. Tous ces objets affirment d'une manière caractéristique les pratiques connues ou inconnues du culte de Priape, et corroborent les assertions des monuments écrits de l'histoire de la Prostitution dans l'Antiquité.

D'ailleurs, on remarque encore au *Musée du Louvre*, dans la salle des vases noirs, un grand nombre d'objets de fabrication étrusque, dont la plus grande partie provient des tombeaux de l'ancienne Cœré et des fouilles faites à Véies et à Clusium. Les vases sont décorés de figures gravées ou modelées en relief, représentant des imitations grossières de la nature humaine, ou bien des monstres asiatiques : sphinx, taureaux à face humaine, centaures aux pieds d'hommes, etc. On en voit également avec des chasses, qui se déroulent sur la panse de ces vases, rappelant les motifs des cylindres assyriens, ce qui donnerait raison aux explications de M. F. Lajard.

Le dictionnaire de Pitiscus a donné la description d'une figure du dieu Mutinus, découverte à Rome sur le mont Viminal, dans les décombres d'un ancien temple ; on le voit encore aujourd'hui dans cette ville. Elle est en marbre blanc et haute d'environ trois palmes.

Dans la galerie de Florence se trouve un groupe représentant une femme debout, dont la tête, entièrement recouverte par une espèce de bonnet, présente une forme peu naturelle. Ses mains, qui descendent plus bas que ses hanches, semblent

(1) Ce groupe antique a été décrit par Neursius Græciæ Feriatae.

soutenir ses vêtements relevés et laisser à découvert une partie de son corps. Un énorme Phallus s'élève de terre jusqu'à la partie sexuelle de cette figure qui, grandement caractérisée, paraît être en contact avec l'extrémité supérieure du Phallus.

Les Cabinets d'antiquités, notamment celui de la Bibliothèque nationale, contiennent plusieurs amulettes ithypalliques qui témoignent du culte de Priape à Rome. « Les unes, dit Dulaure, représentent le Phallus combiné avec le *mullos* ou la figure du sexe féminin. Les autres représentent un Phallus simple, mais muni de deux ailes et de deux pattes d'oiseaux et quelquefois de sonnettes. D'autres amulettes ithyphalliques ont la forme d'un chien couché, ou de cuisses et de jambes humaines ployées et sans corps. Les plus décents offrent la figure d'une main fermée et dont le pouce est placé entre les deux doigts qui le suivent. C'est une figure que les antiquaires nomment *main ithyphallique*. »

De même qu'Osiris figurait quelquefois avec un triple Phallus pour signifier la multiplication de sa faculté productrice, on retrouve de même sur plusieurs monuments antiques des Phallus doubles ou triples, isolés ou adhérents à un corps humain. Il en existe en France au pont du Gard et à l'amphithéâtre de Nîmes, qui sont isolés.

Dans le royaume de Naples et dans la province de Peucétie, on a trouvé des pierres gravées qui représentent la figure de Priape munie d'un double Phallus; et dans la ville de *Trani* un tableau votif en brique qui laisse voir la même idole avec un triple Phallus.

Ce Phallus portatif, appelé *Fascinum*, se retrouve enfin sculpté ou gravé sur des vases, des ustensiles et des meubles en général. Dans les Cabinets d'antiquités, les anneaux, les sceaux, les médailles, les pierres gravées ithyphalliques ne sont pas rares. M. de Chaduc, antiquaire français, était parvenu à réunir dans sa collection trois ou quatre cents pierres gravées ithyphalliques des plus curieuses.

Les figures de Priape étaient placées sur les routes ; et,

dans ce cas, elles étaient confondues avec Mercure ou s'appelaient dieux Termes. Elles servaient, dit Scaliger, à indiquer le chemin par la direction de leur attribut. Le célèbre philologue a vu un de ces Hermès phalliques à Rome, dans le palais d'un cardinal très connu.

Le Phallus ajouté à une borne itinéraire, fait remarquer Dulaure, « devait préserver les voyageurs d'accidents, tout comme le Phallus ajouté à un tronc d'arbre devait détourner des champs voisins, les accidents nuisibles aux récoltes ; c'était l'opinion constante des Anciens, et la cause unique de l'érection d'un si grand nombre d'idoles du dieu Priape ».

Les pierres gravées, publiées par d'Hancarville, (1) remontent presque toutes au temps d'Auguste et de Tibère. Elles représentent des Termes de Priape, des sacrifices au dieu de Lampsaque, des satyres et des nymphes, voire même des dieux et des déesses, des empereurs et des impératrices, se livrant au coït sous toutes ses formes. Parmi les planches de cet ouvrage, nous remarquons celles qui portent les n° XXXII et XXXV ; elles appartiennent à la même pierre, gravée des deux côtés, pierre passée avec le reste du Cabinet du baron Itoch entre les mains du roi de Prusse. La planche XXXII représente Messaline, la femme de l'empereur Claude, dont le nom a passé à la postérité comme le type de la débauche et de la prostitution ; elle est assise devant un édicule ou petite chapelle de Priape, tenant une branche de myrte à la main. La planche XXXIII représente un cercle, de la circonférence duquel rayonnent sept Priapes. Au dessus du cercle, on lit MESSAL., et au dessous du cercle CLAVDI. Entre chaque Priape, on voit une lettre ; en lisant chacune de gauche à droite on fait le mot INVICTA. « Au milieu du cercle, écrit d'Hancarville, se trouve un limaçon, animal à deux sexes et bien digne d'être l'objet de l'envie de Messaline. Les sept Priapes, qui entourent le limaçon et lui rendent hommage, sont en trop petit nombre pour donner une idée du tempérament insatiable de cette femme dont Juvénal achève le portrait en disant :

(1) Monuments du culte secret des dames romaines. H. d'Hancarville.

« *Et lassata viris, nondum exsatiata recessit.* »

La planche XLV est une scène de sacrifices à Priape.

Le prêtre, qui dans cette cérémonie joue de la double flûte, est de ceux que Sidonius Apollinaris appelle *Mystae*, parcequ'ils servaient également Priape et Bacchus. Hérodote les nomma *Phalliphores* ou porte-Priape, parceque dans les processions ils portaient le symbole du dieu de Lampsaque. Ces processions étaient très solennelles, et les femmes en espéraient la fécondité, disait-on.

Il faut lire dans Apulée tous les détails scandaleux des cérémonies obscènes et du culte abominable dont les prêtres de la déesse syrienne avaient la direction. On y recommandait le plus grand secret, aussi bien que dans les mystères de Priape. Quartilla, dans Pétrone, ne fait que prier les témoins de ses débauches d'être fidèles au silence le plus impénétrable. Ces débauchés insatiables, en se prostituant comme des femmes perdues, avaient l'audace d'embrasser l'autel de ce dieu et de lui adresser leurs abominations :

Non te movere lumbos in crocotula
Prensis videbo altoribus.

Dans un autre ouvrage de M. H. d'Hancarville (1), nous pouvons nous rendre compte de la prostitution effrénée des hommes et des femmes à Rome, sous l'empire des Césars. C'est surtout aux matrones que se rapportent les recherches de l'auteur, qui a pu visiter, pendant son séjour à Rome, tous les Cabinets archéologiques et les collections princières des médailles et pierres gravées. Si l'on ne se trouvait en présence de pièces authentiques, de monuments figurés de l'histoire, qui ne peuvent être, comme les monuments écrits, sujets à des discussions et à des critiques de toute nature, l'imagination la plus active se refuserait à concevoir de pareilles scènes de débauche et de prostitution.

En parcourant les planches du livre de M. d'Hancarville,

(1) Monuments privés de la vie des douze Césars. *Caprée* chez Sabellus. in-4° 1784.

on ne peut mettre en doute un instant que la prostitution des femmes de l'aristocratie romaine ne dépassait toutes les limites.

C'est avec de l'or et rien qu'avec de l'or que César put satisfaire le penchant qui l'entraînait vers les passions de toute nature, et qu'il eut pour maîtresses les plus grandes dames de l'aristocratie romaine, qui se livraient à lui comme de simples courtisanes qu'on appelle et qu'on paye. Il est vrai que, par réciprocité conjugale, Pompéia, la femme légitime de César, fit entrer un jour dans le temple de Vénus-Urania le jeune Clodius, son amant. Celui-ci, découvert, passa en jugement. Il fut acquitté par l'ordre de l'empereur, qui prononça, à cette occasion, ces fameuses paroles : « La femme de César ne doit pas même être soupçonnée. » C'était habile.

Une autre médaille, examinée par M. d'Hancarville, montre Claude vêtu en femme avec l'impératrice Postumia devant un trépied de l'autel de la déesse.

Examinons maintenant le camée d'Arellius représentant Auguste se prostituant à son grand oncle César. Nous savons que le peuple lui appliqua ce vers un jour qu'il assistait au spectacle :

Vides ne ut cinædus orbem digito temperet ?
Vois-tu comme un prostitué tient les rênes de l'univers ?

Les monuments figurés ne viennent toujours, comme on le voit, que pour corroborer les témoignages écrits de l'histoire.

En voici d'autres encore : Le camée d'Apollonius de Sicyone représente une scène d'obscènités entre Auguste et sa fille Julia, que les historiens ont toujours considérée comme un prodige d'esprit, de beauté et de lubricité ;

Le camée d'Artémon Rhodius fait voir l'impératrice Livie offrant deux jeunes filles à Auguste, son mari, qui était très passionné pour les vierges. Cette complaisance de l'épouse avait un but politique : celui de dominer l'esprit de l'empereur. Le fait de la prostitution n'en existe pas moins.

Un autre camée d'Arellius figure la femme de Mécène se prostituant à Auguste, en présence de son mari, faisant semblant de dormir. Ce Mécène était l'ami et le protecteur célèbre d'Horace, de Virgile et de tous les grands poètes de leur siècle. Il encourageait les lettres et les arts !

La médaille représentée à la planche XVI montre l'ignoble Tibère avec ses prostitués ordinaires, hommes et femmes.

C'est de cet empereur que Tacite a dit : Il se précipita dans le crime et l'infamie, quand, libre de la honte et de la crainte, il ne suivit plus que son penchant naturel. *In scelera simul ac dedecora prorupit, postquam, remoto pudore et metu, suo tantum ingenio utebatur.*

La planche XVII est un dessin, d'après une peinture antique, montrant Tibère dans le jardin de son palais, entouré de petites grottes remplies d'hommes et de femmes habillés en nymphes et en satyres, qui lui donnent mille spectacles obscènes et variés.

Le camée de Lysias reproduit une scène de sodomie de Tibère. Assistant à un sacrifice devant la statue de Priape, il prend de force les deux jeunes prêtres qui officiaient. Suetone a rappelé ce fait en ces termes : « *Vix dum re divina peracta, ibidem statim seductum constupraret, simulque fratren ejus tibicinem.* A peine le sacrifice était-il achevé que, dans le même lieu, tirant à part le jeune ministre des autels, il satisfit sa brutale passion et il ne tarda pas à en faire autant sur son frère, qui jouait de la flûte. »

Le camée de Térence permet de voir le même Tibère avec trois courtisanes se livrant avec elles à la débauche des sens la plus échevelée. C'est complet.

La médaille représentée par la planche XVII est aussi une scène de prostitution dégoûtante entre Mallonia, une dame de la haute aristocratie romaine, et Tibère.

La planche XXV est la reproduction d'une médaille qui rappelle la prostitution de la femme de Pison à Caligula, cet empereur qui exigeait de ses sœurs qu'elles se prostituassent à lui et à ses compagnons de débauche.

La médaille dessinée à la planche XXVII est une scène de prostitution d'hommes et de femmes avec Caligula. Le sujet de cette médaille est expliquée par une célèbre épigramme de l'anthologie:

Le camée d'Apollodore de Messène (Pl. XXVIII) représente Caligula prié par Cassius Chéréa de lui donner le mot de guerre; L'empereur lui tend la main en une forme obscène, et donne comme mot d'ordre : Priape. Ce fut la cause de sa mort.

Le camée de Pythadore de Tralles est l'image de Messaline consacrant à Priape quatorze couronnes de myrte, comme autant de victoires remportées sur quatorze robustes champions.

Le camée d'Epitincanus est une scène entre Néron et une vestale forcée de se prostituer à lui (pl. XXXIV).

Le camée de Cratérus représente Néron habillé en femme se prostituant à Doryphorus, très surpris du caprice de son maître.

Un autre camée de Pythadore de Tralles est une scène de débauche entre Néron, une femme et trois cynèdes. (Pl. XXXVI).

La planche XXXVIII est la représentation d'une médaille montrant une autre scène de sodomie entre Néron et Doryphorus, son prostitué officiel.

La planche XL est encore une scène de débauche et de sodomie entre une femme, Othon et Néron, d'après le camée de Parthénius (d'Athènes).

Les autres planches figurent toujours des scènes de prostitution d'hommes et de femmes. Inutile de les décrire.

Les fêtes de Vénus se célébraient, comme nous l'avons dit, dans un chapitre précédent, vers les derniers jours de mars. Et comme en Grèce, en Syrie, en Egypte, la Vénus romaine était associée au simulacre de la virilité. Les dames romaines montaient en cérémonie au mont Quirinal, où était la chapelle de Phallus, s'emparaient de l'objet sacré et le portaient en procession jusqu'au temple de Vénus-Erycine situé hors de la porte Colline. Arrivées dans le temple de la mère des amours, ces matrones plaçaient elles-mêmes le Phallus dans le sein de Vénus. Nous savons cela par les historiens.

Une pierre antique nous donne l'explication de cette cérémonie. C'est une cornaline gravée qui en représente tout l'appareil somptueux et magnifique :

Un char triomphal porte une espèce d'autel, sur lequel repose le Phallus, d'une grosseur colossale. Un génie s'élève au-dessus du simulacre et tient sur lui une couronne suspendue. Le char ainsi que la figure du génie sont entièrement abrités par un dais ou vaste draperie carrée, soutenue aux quatre coins par des piques, dont chacune est portée par une femme demi-nue. Ce char est traîné par des boucs et des taureaux, sur lesquels sont montés des enfants ailés. Il est précédé par un groupe de femmes sonnant de la trompette. Plus avant, et en face du char, est une forme caractéristique du sexe féminin, représentant le *Sinus Veneris*. Cette forme, proportionnée au Phallus élevé sur le char, est maintenue par deux génies qui semblent indiquer la place qu'il doit occuper (1). Cette cérémonie terminée, les dames romaines reconduisaient dévotement le Phallus dans sa chapelle, qui devint célèbre dans la suite, par l'édifice que fit élever dans le voisinage l'empereur Héliogabale. C'est là qu'il établit son sénat de femmes chargées de décider sur toutes les questions de galanteries et de débauches.

. . . .

M. Hugues d'Hancarville a dû certainement hésiter avant de livrer à la publicité ces dessins reproduisant les sujets des médailles et pierres gravées qu'il a examinées pendant son séjour en Italie. Il lui a fallu le courage des grands moralistes, qui font passer la vérité historique avant les préjugés hypocrites de la pruderie ignorante. Aussi, a-t-il pris pour épigraphe de son livre ce sage précepte de Sénèque :

(1) La gravure de cette pierre antique se trouve dans le Recueil intitulé : *Le Culte secret des dames romaines*.

« Il n'y a que la corruption qui s'offense du tableau de la corruption. — *Depictam semet adversatur pravitas.* »

Charron en a dit autant dans son livre de la sagesse : « *La philosophie se mesle et parle librement de toutes choses pour en trouver les causes, les juger et les régler.* »

C'est sous l'égide de ces mêmes sentences que je veux placer ce travail d'hygiène sociale, écrit spécialement pour mes confrères du Corps médical habitués, comme moi, à la vue des différents tableaux de l'anatomie pathologique humaine, — physique et morale.

TABLE ANALYTIQUE DES MATIÈRES

La Prostitution religieuse en Grèce. — La Vénus céleste et la Vénus humaine. Origine asiatique de la Vénus grecque. Le culte de Vénus dans les ports de mer. Les temples célèbres. La chapelle d'Aphrodite à Epidaure. Les différentes Vénus. La Pandémos. Les statues de la déesse. Venus armée, Vénus callipyge. Les hiérodules du temple de Corinthe. Les Neurospasia. Le culte de Phallus en Grèce. La prostitution sacrée et ses conséquences immorales, de 44 à 49.

La Prostitution légale; les Dictérions. — Les pratiques de l'amour antiphysique des Grecs. Solon établit la prostitution légale. Les Dictérions. Utilité de cette institution au point de vue des mœurs. Le poète Philémon à Solon. Aménagement intérieur des dictérions. Taxe des femmes. Les Dictérions, lieux d'asile. Surveillance des femmes au point de vue de l'hygiène. Opinions de Démosthènes. Mœurs licencieuses des Spartiates. L'adultère callipédique. Les pays où il existe encore, de 49 à 54.

Lois sur la Prostitution à Athènes.—L'Aréopage. Les gynécocosmes. Liberté absolue de l'homme marié. La chasteté exigée des matrones. Loi sévère de l'adultère de la femme. Maxime de Platon. Mort civile des courtisanes. Règlements rigoureux qui les concernaient. Loi contre les proxénètes de la pédérastie. Plaidoyer de Démosthènes contre Néera. Costume imposé aux courtisanes. Maquillage. Proxénétisme, Les dialogues de Lucien. Les sages-femmes. Socrate et Théetète. Le livre d'Eléphantis sur les avortements et sur les fards. Les Courtisanes de Corinthe. Programme de l'enseignement mutuel de l'école de la prostitution. Les peines de l'adultère d'après le code de Dracon, de 54 à 63.

La Prostitution libre, les courtisanes. — Les dictériades. Règlements de police qui leur étaient appliqués. Les prostituées dans les jardins du Céramique. Leur costume. Les maisons de passe. Les louves. Les hétaïres vagabondes. Leurs surnoms. Les Aulétrides. Les musiciennes et les danseuses. Leurs succès dans le monde d'Athènes. Les amours de ces femmes. Les plus célèbres. Parthénis et son procès. Pyrallis l'oiseau. Phormésium. Lamia, la maîtresse de Démétrius-Poliorcète. Raisons de son ascendant sur ce prince. Lamia au Parthénon. Usage qu'elle fit de l'impôt de guerre, de 63 à 70.

Les Hétaïres. — Leur grande éducation et leurs talents. Influence qu'elles eurent sur la politique, la littérature et les beaux-arts à Athènes. Luxe et richesses de ces grandes courtisanes. Aspasie, sa vie et ses relations avec Périclès, Alcibiade, Phidias et Socrate. Son union avec Périclès et les guerres qu'elle suscita avec les peuples de la Grèce. Phrynée. Ses relations avec Apelles et Praxitèle. Ses triomphes plastiques aux mystères d'Eleusis et aux fêtes de Neptune et de Vénus. Phrynée devant l'Aréopage. Discours d'Hypéride en sa faveur. Laïs. Ses relations avec le peintre Apelles. Le caprice de Démosthènes. Vertu de Xénocrate. Quatrain de Voltaire à Phrynée, de 70 à 78.

Grands hommes et Hétaïres. — Leurs amours avec les poètes, les philosophes, les généraux et les souverains. Herpylis et Aristote. Lagisque et Isocrate. Léontinum, Epicure et Théophraste. Thaïs, Alexandre et Ptolémée. La bonne Bacchis et Hypéride. Théodote et Alcibiade. Glycère et Ménandre. Agathoclée et Ptolémée-Philopator.

Archéanasse et Platon. Aristogone et Démétrius de Phalère. Bédion et Antagoras, les vers de Simonide. Cléonice et Pausanias. Manie et Démétrius. Milto l'Aspasie orientale et son amour pour Cyrus. Léaena et Harmodius. Son courage. Nicarète, la mathématicienne, et Stilpon. Théoris et Sophocle. Théodote et ses caprices amoureux pour Socrate. Gnathène et le poète Dyphile. Pythonice, son luxe royal. Les maîtresses de Thémistocle, de 78 à 82.

L'amour antiphysique en Grèce. — Vices des Grecs. Harangue d'Eschine contre le pédéraste Timarque. Législation contre la prostitution des hommes. Aristophane contre Socrate. Les boutiques des barbiers, des parfumeurs, les maisons de bains, lieux de débauche masculine. Les sodomistes de la Pnix et de l'Acropole. Le mignon de Sophocle. La pédophylie de Socrate pour les jeunes gens et pour Alcibiade. Conversation d'Aspasie et de Socrate sur ce sujet. Dialogue des amours de Lucien. Chariclès et Callicratidès. Parallèle entre la femme et l'éphèbe au point de vue de l'esthétique. Mœurs grecques. Lettre de Dion Chrysostome sur l'extension de la pédérastie et les accidents morbides qu'elle détermine. Leur analogie avec les accidents tertiaires de la syphilis. Diagnostic du pédéraste, signes auxquels on reconnaît celui-ci. Symptomatologie du sodomiste par le philosophe Philon. Autres genres d'impudicités. Les Fellatores. Apostrophe de Lucien à Timarque, de 82 à 95.

Tribaderie et saphisme. Education des matrones et des courtisanes. Amour réciproque des femmes. Une nuit d'orgie entre tribades. Les festins Callipyges. Les lettres d'Alciphron. Erotomanie et Nymphomanie. Leur différence. Opinion d'Esquirol et de Lorry. Histoire de Sapho, de Mitylène. Ses discours à ses élèves sur l'amour lesbien. Les poésies de Sapho. Opinion de Plutarque. L'Ode à l'aimée. Traduction de Delille. Amours de Sapho pour Phaon, sa mort tragique. L'hymne à Vénus, traduction de P. de Sivry. Condamnation de l'amour antiphysique. Le dialogue des courtisanes de Lucien. Les *Sectes à l'encan de Lucien.* Ventes des vies philosophiques de Diogène, d'Aristippe, de Socrate et autres, de 95 à 108.

La Prostitution sacrée en Italie. — Prostitution religieuse chez les Etrusques. Le culte de Priape. Le temple de Vénus-Erycine, en Sicile. Proxénétisme des prêtres. Mutunus et Mutuna. Hommages des femmes et des filles à Priape. Les figures du dieu. Guérison des affections vénériennes. Les Priapées, *voti solutio.* Le culte de Vénus à Rome, ses temples. Les *ex-voto* Les veillées de Vénus, de 108 à 114.

Les fêtes de la Prostitution religieuse à Rome. — Chasteté des Romains dans les premiers siècles de la République. Les Lupercales. Les Florales. Austérité des mœurs de Caton. Les Isiaques, les Bacchanales et les Dyonisiaques. Obscénités de ces fêtes et cérémonies. Procession des courtisanes et des débauchés. Orgies vénériennes. Les théâtres et les jeux du cirque. La prostitution publique des mimes. Initiation aux mystères de Bacchus. Récit de Tite-Live. Désordres nocturnes. Le culte de la bonne déesse. Les Libérales, de 114 à 121.

La Prostitution légale en Italie. — Les lupanars. Les différentes espèces de courtisanes. *L'Amica* et les prostituées vulgaires. Les lieux de prostitution clandestine. La taxe de la prostitution, le *meretricium*. L'inscription sur les registres des édiles, la *licencia stupri*. Les danseuses et les joueuses de flûte. Luxe des grandes courtisanes. Description des lupanars, des hôtelleries et des cabarets. Le personnel des maisons de prostitution. Les filles de mauvaise vie à la suite des armées. La prostitution sur les voies publiques des louves et des vagabondes. Les vierges livrées à la prostitution, fêtes dans les lupanars. Prix de la virginité. Le salaire des fêtes publiques, de 121 à 129.

Les Auxiliaires de la prostitution. — Les *medicæ*, les *sagæ*, les *obstetrices*. Les accouchements et les avortements. Le proxénétisme de sages-femmes. Disparition des enfants non reconnus. Le *virus lunare*. Les suppositions d'enfants. Les infanticides. L'entremetteuse Achantis. Les philtres aphrodisiaques et anaphrodisiaques. Traitement de l'impuissance. La loi contre l'avortement. La loi contre l'adultère. Causes des nombreux avortements des femmes romaines. Les cosmétiques et les parfums. Les barbiers proxénètes de la prostitution masculine. Les raffinements de la luxure. Les affections des organes sexuels, de 129 à 140.

Lois et règlements de la prostitution à Rome. — Le code du mariage de Romulus. Le mariage par confarration pour les patriciens. Le mariage par usucapion et le concubinage, causes de la corruption des mœurs. Les lois sur la prostitution d'après le droit romain. Les prostituées notées d'infamie. La mort civile pour les courtisanes et les proxénètes. Les femmes de l'aristocratie réclament la *licencia stupri*. Opinion de Tacite. Les thermes publics, lieux de prostitution publique. La promiscuité des sexes. Dévergondage des matrones. Les édiles, inspecteurs des lieux de débauche. La prostitution dans les cirques. Le vectigal, impôt des lénons et des filles. Costumes des *meretrices* imposés par les règlements de police. Les litières des grandes courtisanes, de 140 à 145.

La Prostitution masculine. Corruption des Césars. — Les adultères de *César*. Il se prostitue au roi de Bythinie. Accusation portée au Sénat par Cicéron. Vie de César par Suétone. *Octave*, sa jeunesse impudique. Le prix de son adoption par César. Passion d'Octave pour les vierges. Son immoralité et son despotisme. Le repas des douze divinités. Pamphlet contre Octave. *Tibère*. L'intendance des voluptés. Les mystères obscènes de Caprée. Les habitudes de pédérastie. Les mignons auxquels il prostitue ses sœurs. Ses relations adultères avec les hautes patriciennes en présence de leurs maris. Les amours pour les cochers verts. Le *Vectigal ex Capturis*. Son palais transformé en tripot et en lupanar. *Claude*. Ses excès vénériens. Prostitution de Messaline. *Néron*, monstre, fléau de l'humanité. Son commerce infâme avec les Romains. Il épouse publiquement son mignon Sporus. Il viole une vestale. Inventions sauvages de son imagination érotique. Il se fait violer par Doryphon. Ses attentats contre les hommes et les femmes. *Galba*. Ses instincts sodomiques. Sa conduite cynique avec ses mignons. *Othon*. Il célèbre publiquement les mystères d'Isis. *Vitellius*. Elevé à Caprée dans le palais de Tibère dont il achète les faveurs. Monstrueuses débauches.

de cet empereur. L'anneau d'or des chevaliers, récompense offerte à ses mignons. *Commode*. Aussi licencieux et aussi infâme que Néron. Ses rapports avec les histrions et les femmes publiques. Ses nuits dans les bouges et les lupanars de Rome. Transformation de son palais en lupanar. Viol de toutes les femmes de sa famille. Il meurt d'une maladie vénérienne. *Héliogabale*. Incarnation du vice et de la folie satyriasique. Son amour pour les histrions. Il se prostitue aux esclaves et aux prêtres de Cybèle, de 145 à 158.

Influence de la corruption des souverains sur les mœurs des peuples.

La pédérastie légale. — La loi romaine tolère la prostitution masculine des esclaves et des affranchis. Les cellules des jeunes garçons dans les lupanars. La loi *scantinia* pour les enfants patriciens. Epithalame de Julie et de Mallius. *Pueri meritorii*. Les *pathici*, *ephebi*, *gemelli*. Les *Cinaedi*. Castration des enfants voués à la prostitution. Les eunuques adultes. Scène de mœurs et de débauches du satyricon. Pétrone, *magister elegantiarum* de Néron. L'épigramme du poète Ausone, de 158 à 163.

Dépravation des mœurs dans la société romaine. — Le prix de l'impudicité. Les efféminés. Mœurs de la décadence romaine. Les désordres de la police. Aventures d'un soldat de Théodose. Multiplication des lieux de débauche. Vente des esclaves à la prostitution. Influence des grandes courtisanes sur les femmes mariées. La prostitution matronale. Les histrions, les gladiateurs et les comédiens. Les débauches asiatiques. Une jeune prostituée de 7 ans. Scènes de la vie conjugale. Le festin de Trimalcion. Les vices de la société romaine. Les *comessationes*, de 163 à 171.

Les maladies vénériennes chez les Grecs et les Romains. — Leur origine dans les rapports contre nature. Influence du climat sur leur développement. Les affections de la peau et des membranes muqueuses. L'*atra lues*, la *mentagra*. La gonorrhée. Sa description et son traitement, d'après Galien, Paul d'Egine, Actuarius, Arétée, Cælius Aurélianus. Les écoulements purulents chez la femme. Opinion de Galien. L'étiologie des affections inflammatoires des organes sexuels.

L'Orchite. Sa description, d'après Galien, Celse, Arétée. Elle est cause de la stérilité chez l'homme. Névralgie du testicule par Hippocrate.

Ulcères des organes sexuels. Ses complications. Le phagédénisme. Les fissures et les gercures du prépuce. Différentes espèces d'ulcères du gland. L'observation d'Héron, chancre, accidents secondaires et tertiaires, mort. La balanite. *Ulcus* contagieux, observation de Palladius. *Morbus indecens*, *lues venerea*. Les bubons. Suppuration rapide des bubons virulents. Mauvaise influence de la scrofule sur les maladies des organes sexuels. Exanthèmes des organes sexuels. Le phymosis. Le *pruritus scroti*, *proriasis scroti*. Aétius, Hippocrate.

Les Condylomes. — Les fics. Lieux d'élection de ces excroissances. Description, étiologie et traitement par les médecins grecs et latins. Formes diverses des condylomes. Dénominations données par Galien, Celse et Aétius.

Genèse des maladies vénériennes. Introduction du livre des affections des organes de la génération de Celse.

La lèpre et l'éléphantiasis. — Lieux d'origine. Leur apparition en Italie. Description de Celse et d'Arétée de Cappadoce. Opinions d'Archigènes. Explication de Rosenbaum sur les rapports de la lèpre et des maladies vénériennes. La syphilis et l'éléphantiasis, de 171 à 189.

Monuments figurés de l'histoire de la Prostitution. — Preuves archéologiques de la prostitution religieuse en Asie : médailles, pierres gravées, cônes, cylindres, etc., du Musée du Louvre et du Cabinet des médailles et antiques de la bibliothèque nationale. Pierres gravées de la haute Asie et cylindres de la Chaldée, d'après M. Menant. Mémoire de M. Lajard à l'Académie des Inscriptions. Description du cône d'agate du cabinet Calvet. Témoignages figurés des cultes de Mylitta, d'Anaïtis et de Baal-Péor.

Descriptions des cylindres assyriens du Cabinet de la bibliothèque, par M. Chabouillet.

Vases, coupes et pierres gravées de la collection Durand. Leurs descriptions par M. de Witte. Preuves du culte des Vénus asiatiques en Grèce. Le bas-relief assyrien d'Yazili-Kaïa, tablettes des ruines de Babylone du baron Roger. Les antiquités de Chypre. Description de Jules Soury. Les travaux de MM. Creuzer et Guignant sur le culte de la nature dans sa force génératrice. Les cônes emblématiques. Intaille antique de Chypre.

Les amulettes égyptiennes. Peinture priapique du temple de Karnac. Les sculptures des monuments funéraires. Colliers et cylindres des femmes. Les monuments de la vie privée des Égyptiens de la salle de Jules II. Les instruments de maquillage des femmes.

Monuments figurés de la prostitution en Italie. Les peintures, bronzes et statues du musée secret de Naples. La description de B. Famin. Les fouilles de Pompeï, peintures obscènes, sculptures érotiques en bronze, marbre, terre-cuite, etc. Bas-reliefs en marbre représentant les fêtes et les cérémonies de la prostitution. Vases étrusques du musée du Louvre. Les amulettes ithyphalliques. Les figures de Priape. Les monuments du culte secret des dames romaines de H. d'Hancarville. Pierres gravées, agates, onyx, calcédoines, cornalines, sardoines, améthystes du temps d'Auguste et de Tibère. Scènes de débauches. Monuments privés de la vie des Césars, Hugues d'Hancarville. Description des pierres gravées et camées appartenant aux cabinets archéologiques et aux collections princières de Rome et des grandes villes d'Italie, de 189 à 213.

Paris. — Alcan-Lévy, imprimeur breveté, rue Chauchat, 24.

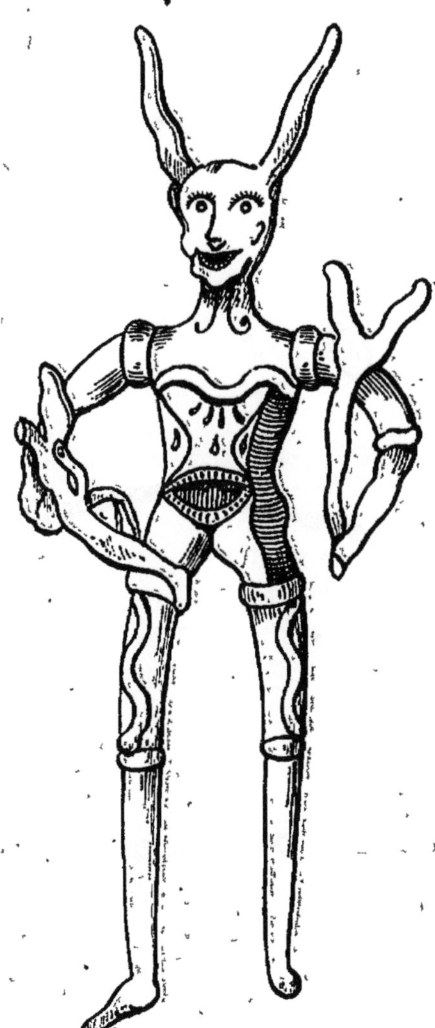

MOLOCH TROUVÉ EN SARDAIGN

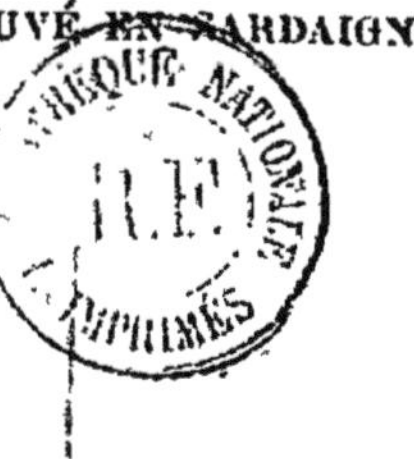

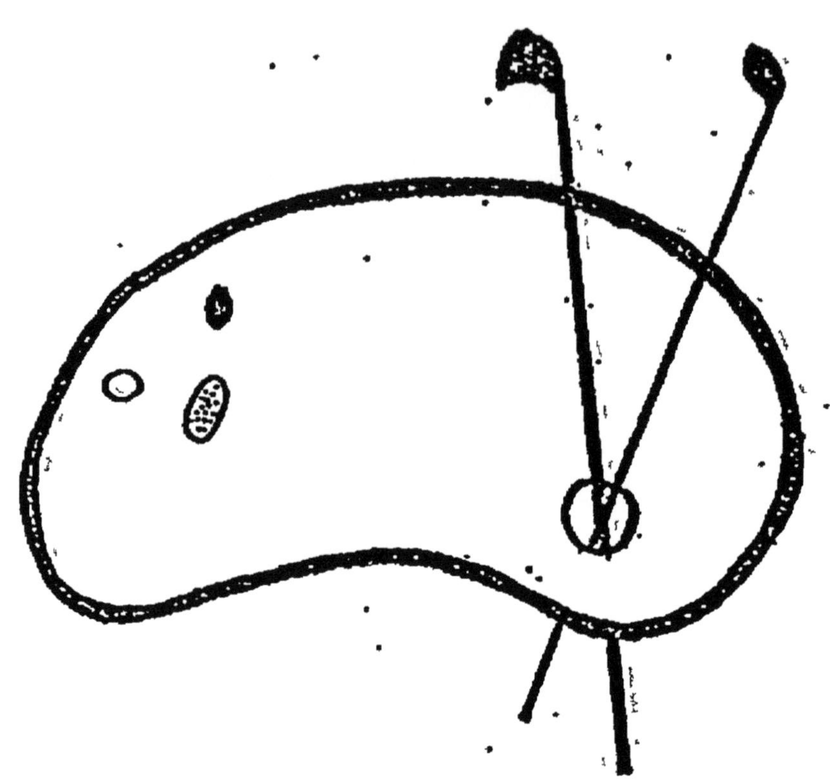

ORIGINAL EN COULEUR
NF Z 43-120-8

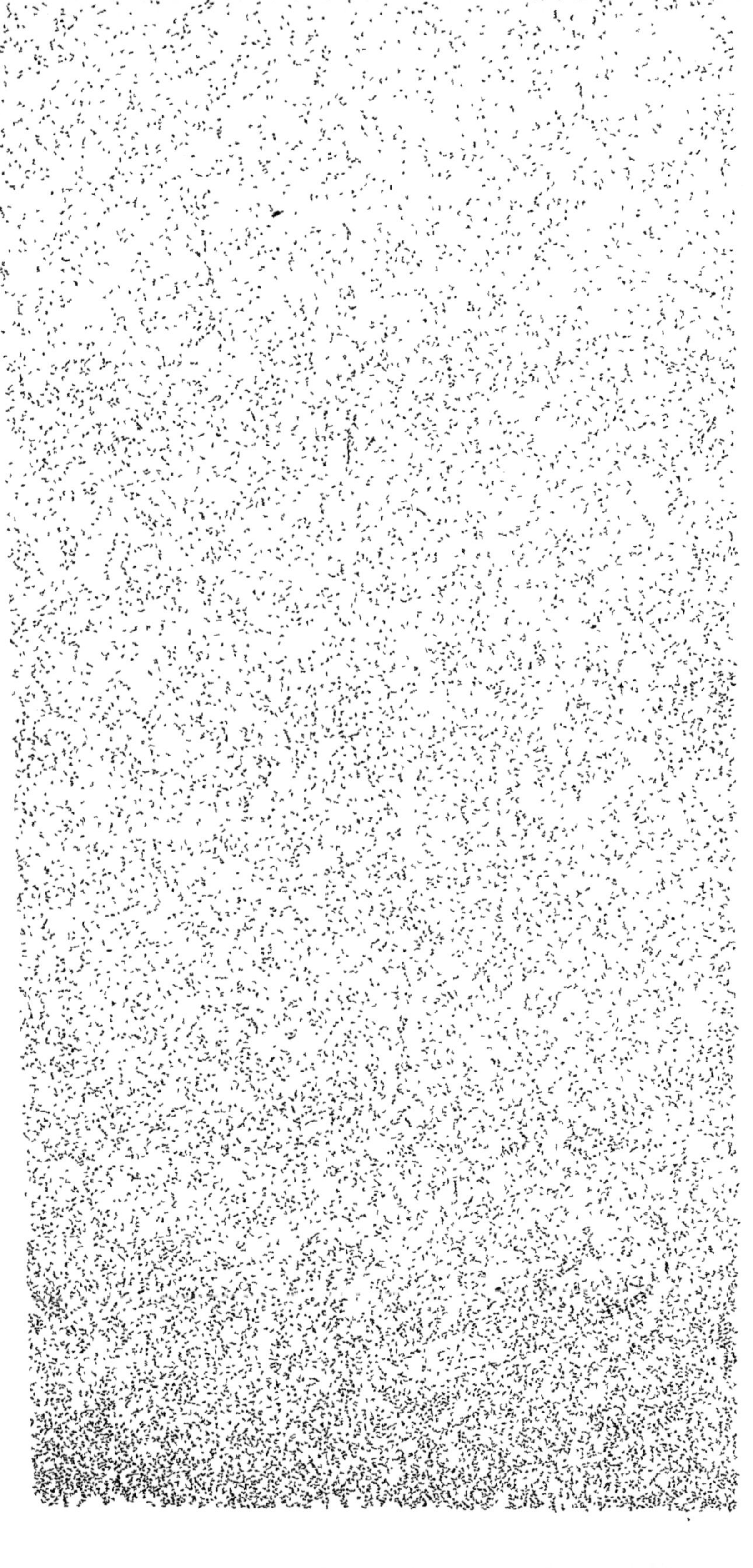

www.ingramcontent.com/pod-product-compliance
Ingram Content Group UK Ltd.
Pitfield, Milton Keynes, MK11 3LW, UK
UKHW020452200726
13857UKWH00002B/674

9 782013 538640